À propos des NCCN Guidelines for Patients®

NCCN National Comprehensive Cancer Network®

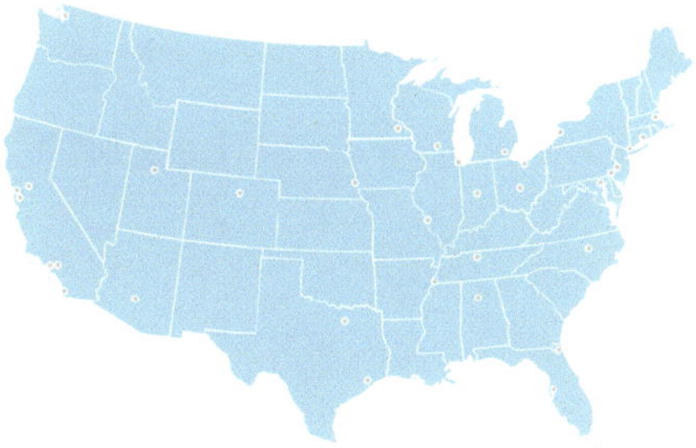

Saviez-vous que les meilleurs centres de lutte contre le cancer des États-Unis travaillent ensemble pour améliorer la prise en charge du cancer ? Cette alliance de centres de lutte contre le cancer de premier plan s'appelle le National Comprehensive Cancer Network® (NCCN®).

Les soins anticancéreux sont en constante évolution. Le NCCN élabore des recommandations en matière de prise en charge du cancer fondées sur des données probantes et utilisées par les professionnels de santé du monde entier. Ces recommandations fréquemment mises à jour constituent les NCCN Clinical Practice Guidelines in Oncology (NCCN Guidelines®). Les NCCN Guidelines for Patients expliquent clairement ces recommandations de spécialistes pour les personnes atteintes d'un cancer et les aidants.

Ces NCCN Guidelines for Patients sont basées sur les NCCN Clinical Practice Guidelines in Oncology (NCCN Guidelines®) consacrées à l'évaluation des risques génétiques/familiaux élevés : cancer du sein, de l'ovaire, du pancréas et de la prostate, version 2.2025 – 7 novembre 2024

Consulter gratuitement en ligne les NCCN Guidelines for Patients
NCCN.org/patientguidelines

Trouver un centre de lutte contre le cancer du NCCN près de chez vous
NCCN.org/cancercenters

Retrouvez-nous sur les réseaux

Soutiens

NATIONAL COMPREHENSIVE CANCER NETWORK®
NCCN FOUNDATION
Guiding Treatment. Changing Lives.

Les NCCN Guidelines for Patients sont financées par la NCCN Foundation®

La NCCN Foundation tient à exprimer sa reconnaissance aux entreprises suivantes, qui ont contribué à la mise à disposition de ces NCCN Guidelines for Patients : AstraZeneca, GSK et Ipsen Biopharmaceuticals, Inc.

Le NCCN adapte, met à jour et héberge de manière indépendante les NCCN Guidelines for Patients. Les entreprises qui nous soutiennent ne participent pas à l'élaboration des NCCN Guidelines for Patients et ne sont pas responsables du contenu ni des recommandations qui y figurent.

Pour faire un don ou en savoir plus, consultez le site en ligne ou envoyez un e-mail à l'adresse suivante :

NCCNFoundation.org/donate

PatientGuidelines@NCCN.org

Table des matières

La NCCN Foundation vise à soutenir les millions de patients concernés par un diagnostic de cancer ainsi que leurs proches, en finançant et en distribuant les NCCN Guidelines for Patients. La NCCN Foundation s'engage également à faire progresser les traitements contre le cancer en finançant les médecins prometteurs américains, qui sont au cœur de l'innovation dans la recherche contre le cancer. Pour plus de détails et pour accéder au catalogue complet des ressources destinées aux patients et aux aidants, rendez-vous sur NCCN.org/patients.

National Comprehensive Cancer Network (NCCN) et NCCN Foundation
3025 Chemical Road, Suite 100, Plymouth Meeting, PA 19462, États-Unis

1

À propos des tests génétiques

Si vous avez fait l'objet d'un diagnostic de cancer, les tests génétiques peuvent aider votre oncologue à vous recommander les soins les plus adaptés. Si vous n'avez pas de cancer, mais que celui-ci est présent dans votre famille, les tests génétiques peuvent vous aider à comprendre le risque que vous avez de développer cette maladie et à prendre des mesures pour réduire ce risque.

Quels sont les cancers héréditaires abordés dans ce guide ?

Ce document traite des tests permettant de rechercher des variants (différences) génétiques héréditaires associés aux cancers et syndromes de cancer suivants :

- Cancer du sein
- Cancer de l'ovaire
- Cancer du pancréas
- Cancer de la prostate
- Syndrome de Li-Fraumeni (SLF)
- Syndrome de Cowden / syndrome tumoral hamartomateux lié à *PTEN*

Pour plus d'informations sur les tests génétiques pour d'autres cancers et syndromes héréditaires, les professionnels de santé sont invités à consulter les *NCCN Clinical Practice Guidelines in Oncology consacrées à l'évaluation des risques génétiques/familiaux élevés : cancer colorectal, cancer de l'endomètre et cancer de l'estomac*.

Les cancers héréditaires ne sont pas très différents des cancers non héréditaires. Ils se distinguent davantage par la manière dont ils se manifestent dans votre famille. Les cancers héréditaires se développent souvent plus tôt et touchent plusieurs membres de la même branche de la famille.

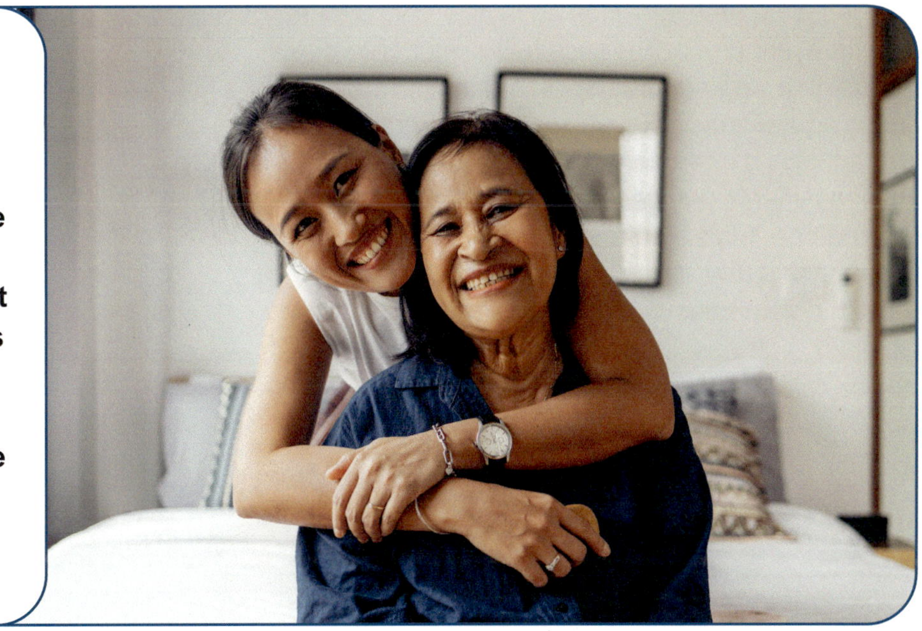

Quelles sont les causes des cancers héréditaires ?

Les cancers héréditaires sont causés par des variants (différences) héréditaires de gènes spécifiques. On qualifie l'ensemble de ces gènes, de gènes de prédisposition au cancer (ou gènes de susceptibilité au cancer).

Les variants génétiques dont vous héritez à la naissance sont qualifiés de germinaux. Ils font partie de l'ADN de chaque cellule de votre corps. Outre votre ADN, votre risque de cancer dépend également de vos antécédents médicaux personnels et familiaux.

Qu'est-ce que la pénétrance ?

Chez une personne présentant un variant génétique qui augmente le risque de présenter un problème de santé, la pénétrance décrit la probabilité qu'elle développe les symptômes ou les caractéristiques de ce problème. Par exemple, une pénétrance de 100 % signifie que toutes les personnes présentant ce variant développeront le problème si elles vivent suffisamment longtemps. Ce cas est très rare.

Les gènes de prédisposition au cancer sont décrits comme ayant une pénétrance faible, modérée ou élevée. Les variants prédisposant au cancer des gènes à pénétrance élevée sont généralement plus susceptibles d'entraîner un diagnostic de cancer que les variants des gènes à pénétrance faible ou modérée. Mais d'autres facteurs influencent également la probabilité que vous développiez un cancer, notamment votre âge, vos antécédents familiaux, votre environnement et votre mode de vie.

Pourquoi devriez-vous lire cet ouvrage ?

Prendre des décisions concernant la prise en charge du cancer peut être stressant. Il se peut que vous deviez prendre des décisions difficiles sous pression impliquant des choix complexes.

Les patients et les professionnels de santé font confiance aux NCCN Guidelines for Patients. Elles expliquent clairement les recommandations actuelles en matière de soins formulées par des experts reconnus dans le domaine. Les recommandations s'appuient sur les dernières recherches et les pratiques des meilleurs centres de lutte contre le cancer.

La prise en charge du cancer n'est pas la même pour tout le monde. En suivant les recommandations d'experts adaptées à votre situation, vous avez plus de chances d'améliorer vos soins et d'obtenir de meilleurs résultats. Utilisez cet ouvrage comme un guide pour trouver les informations dont vous avez besoin pour prendre des décisions importantes.

2

Le processus de tests génétiques

Ce chapitre présente les éléments à prendre en compte pour évaluer la pertinence des tests génétiques dans votre cas et ce à quoi vous pouvez vous attendre en cas de résultat positif.

Déterminer votre risque de présenter un cancer héréditaire et vous informer sur les tests génétiques implique trois étapes :

- Consultation avec un spécialiste avant tout test
- Choix du ou des tests les plus adaptés à votre situation
- Consultation lorsque vos résultats sont disponibles

Idéalement, un professionnel de santé formé à la génétique du cancer sera impliqué à chaque étape. Il peut s'agir d'un conseiller en génétique, d'un généticien clinicien, d'un oncologue, d'un infirmier en oncologie ou d'un autre professionnel de santé.

Consultation avant le test

Avant la prescription d'un test, quel qu'il soit, il est important de comprendre ce que les résultats pourraient signifier pour vous et votre famille. Un professionnel de la génétique ou un autre médecin vous expliquera les avantages, les risques et les limites des tests génétiques pour le risque de cancer.

Vos antécédents médicaux

Votre état de santé passé et actuel est un facteur clé pour déterminer votre risque de cancer héréditaire. Si vous avez déjà fait l'objet d'un diagnostic de cancer, quel qu'il soit, votre généticien vous posera des questions sur :

- le(s) type(s) de cancer ;
- votre âge au moment du diagnostic ;
- les traitements contre le cancer que vous avez suivis (certains peuvent entraîner des effets indésirables tardifs).

Il est également important de mentionner si vous avez subi des interventions chirurgicales

Le processus de tests génétiques

Consultation avec un spécialiste avant tout test
1

Choix du ou des tests les plus adaptés à votre situation
2

Consultation lorsque vos résultats sont disponibles
3

visant à réduire votre risque de développer un cancer. Il peut s'agir par exemple d'une salpingo-ovariectomie prophylactique (SOP) ou d'une mastectomie prophylactique (MP). La SOP consiste à retirer les ovaires et les trompes de Fallope. Cette intervention chirurgicale est également appelée salpingo-ovariectomie bilatérale (SOB). La MP consiste à retirer les deux seins.

Votre médecin vous interrogera probablement également sur les facteurs hormonaux susceptibles d'influencer votre risque, tels que :

- vos antécédents de grossesse ;
- la prise de pilules contraceptives ou d'autres contraceptifs hormonaux ;
- le recours à un traitement hormonal de la ménopause.

Antécédents médicaux de votre famille

Le médecin en charge des tests recueillera des informations détaillées sur la santé des membres de votre famille.

Il est particulièrement important de savoir si vous avez des parents proches atteints d'un cancer. Les parents biologiques proches comprennent les parents au premier, deuxième et troisième degré de chaque branche de votre famille. Consultez le tableau à la page suivante pour plus de détails.

Le ou les types de cancer diagnostiqués chez vos proches, leur âge au moment du diagnostic et la latéralité du cancer sont également des informations importantes. Dans le cas d'organes pairs, comme les seins et les ovaires, la latéralité précise le côté touché par le cancer.

Il vous posera également des questions sur votre origine ethnique. Les variants fondateurs sont des variants prédisposant au cancer présents chez un groupe spécifique de personnes et qui peuvent être attribués à des ancêtres communs. Les personnes d'ascendance juive ashkénaze et d'autres groupes présentent un risque accru de variants fondateurs, notamment les variants *BRCA1/2*.

Greffe de cellules hématopoïétiques antérieure

Si vous avez reçu une greffe de cellules hématopoïétiques (GCH) allogénique pour traiter un cancer du sang, les résultats de vos tests génétiques pourraient refléter l'ADN du *donneur* de cellules souches dans le cas de prélèvements sanguins, salivaires ou buccaux. Pour s'assurer que c'est bien votre ADN (et non celui de votre donneur) qui est extrait, votre médecin peut prélever un petit morceau de votre peau ou d'un autre tissu à des fins d'analyse.

Combien coûtent les tests ?

Renseignez-vous auprès de votre médecin sur le coût des tests génétiques. De nombreuses compagnies d'assurance prendront en charge les frais si un professionnel de santé confirme la nécessité de ces tests pour votre santé. Aux États-Unis, les tests génétiques sont accessibles à la plupart des patients pour un reste à charge inférieur ou égal à 250 dollars, en fonction du nombre de gènes testés et d'autres facteurs.

Autres points à aborder

Voici d'autres points que vous devrez aborder avec le médecin en charge des tests :

- Consentement éclairé

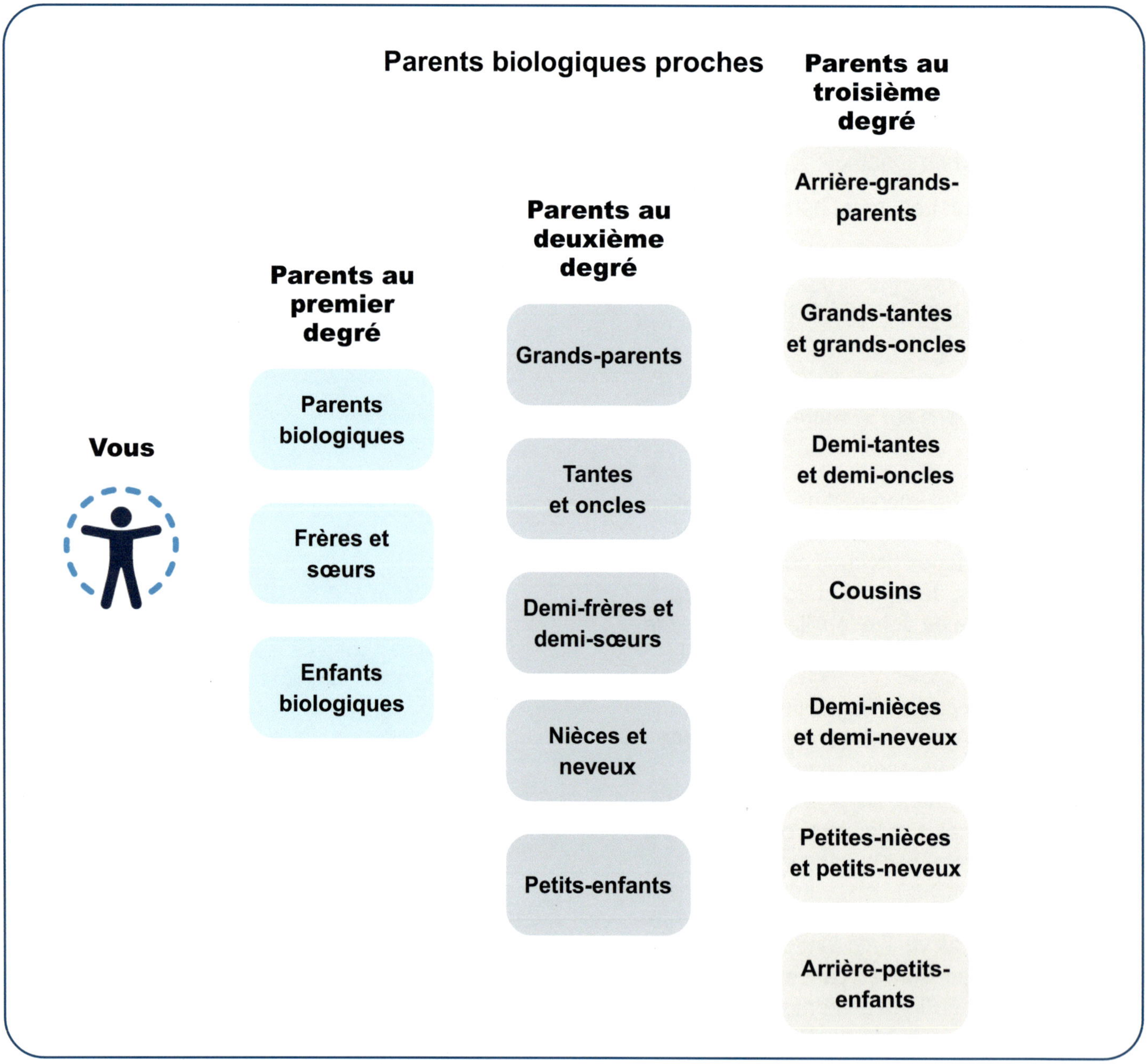

- Confidentialité de vos informations génétiques
- Lois en vigueur concernant la discrimination génétique

Choix du ou des tests les plus adaptés à votre situation

Les tests génétiques sont souvent réalisés à l'aide du séquençage de nouvelle génération (NGS). Également appelé « panel multigénique », le NGS analyse simultanément l'ensemble des gènes de prédisposition au cancer. Les panels multigéniques peuvent inclure à la fois des gènes à pénétrance modérée et à pénétrance élevée.

Pour effectuer un test, vous devez généralement fournir un échantillon de sang ou de salive. L'échantillon est envoyé à un laboratoire afin de rechercher les variants génétiques à l'origine des cancers et syndromes héréditaires.

D'autres types d'échantillons peuvent être utilisés pour obtenir votre ADN si nécessaire. Le test peut être effectué sur un échantillon de cellules de votre joue (frottis buccal), de votre peau, de vos cheveux ou de vos ongles.

Tests génétiques à domicile

Les tests génétiques proposés par des entreprises qui fournissent des informations sur l'ascendance et la santé, comme 23andMe, sont qualifiés de « récréatifs ». Voici quelques-uns des inconvénients de ces tests :

- Ils recherchent uniquement les variants liés à quelques cancers.
- Ils ne tiennent pas compte de vos antécédents familiaux.
- Les résultats peuvent être inexacts.

Si vous avez obtenu un résultat positif à un test récréatif, discutez-en avec un médecin. Vous devrez peut-être effectuer d'autres tests génétiques pour confirmer les résultats avant de les utiliser pour vos soins de santé.

Des tests à domicile plus complets sont disponibles auprès d'entreprises telles que Invitae et Color Genomics. Bien que ces tests comprennent généralement les services d'un conseiller en génétique, ils offrent souvent seulement des possibilités limitées de discuter et de comprendre la signification des résultats de ces tests génétiques.

Si les résultats sont positifs

Après le test, votre généticien vous expliquera les résultats et ce qu'ils signifient pour votre santé et votre risque de cancer.

Un résultat positif signifie qu'un variant pathogène (prédisposant au cancer) ou probablement pathogène a été détecté dans un ou plusieurs des gènes inclus dans le panel. Il est recommandé de consulter un généticien en cas de résultats positifs.

Pour les personnes dont le test est positif et qui n'ont pas fait l'objet d'un diagnostic de cancer, l'étape suivante consiste à discuter avec votre médecin des options disponibles pour gérer votre risque de cancer. Cela peut impliquer un dépistage plus fréquent, la prise de médicaments prophylactiques ou une intervention chirurgicale prophylactique.

Certains centres médicaux proposent des soins spécialisés et des services de dépistage pour les personnes présentant des résultats positifs à des tests génétiques. Si ces services sont disponibles, votre médecin pourra vous les proposer. Renseignez-vous auprès de votre médecin sur les cliniques de prévention du cancer, les groupes de soutien ou de défense des personnes atteintes d'un cancer héréditaire et les études de recherche disponibles.

Si vous suivez un traitement contre le cancer, un résultat positif peut avoir une incidence sur vos soins oncologiques. Il peut également avoir une incidence sur les essais cliniques auxquels vous pouvez participer.

Partager vos résultats

Dans la mesure du possible, faites de votre mieux pour partager vos résultats avec les membres de votre famille biologique. Ils peuvent également présenter un risque accru et tirer profit d'une évaluation des risques et éventuellement de tests génétiques.

Il est utile de leur fournir une copie de vos résultats qu'ils pourront partager avec leurs médecins et leur généticien. Certains médecins mettent à votre disposition des documents et ressources faciles à comprendre que vous pouvez utiliser pour informer votre famille de vos résultats et des risques associés.

Orientation vers un généticien

Si votre centre de dépistage ne dispose pas des ressources nécessaires pour assurer la consultation préalable au test ou la prise en charge après le test, demandez à être adressé à un généticien.

Il est également recommandé de consulter un généticien en cas de résultat positif ou de résultat complexe nécessitant l'interprétation et la prise en charge d'un spécialiste.

Nouvelle consultation au sujet de votre risque

Par la suite, il peut être utile de bénéficier d'une consultation de suivi avec un généticien ou un autre professionnel de santé familier des risques de cancer héréditaire.

Cette consultation vous permettra de faire le point avec votre médecin sur votre stratégie de dépistage du cancer. Il pourra vous suggérer des changements en fonction des dernières recherches ou des nouveaux cancers éventuels diagnostiqués dans votre famille. Vous pouvez également discuter des nouvelles options en matière de tests génétiques.

Si votre situation personnelle a changé, vous pourrez revenir sur les décisions que vous aviez prises concernant la chirurgie prophylactique, le dépistage et la prévention.

La fréquence des visites de suivi dépend de votre âge, de vos projets de grossesse, d'autres problèmes de santé, des chirurgies prophylactiques et d'autres facteurs de risque.

Planification familiale

Si vous êtes en âge d'avoir des enfants, votre médecin vous expliquera ce qu'un résultat positif au test génétique pourrait signifier pour fonder ou agrandir votre famille.

Certains couples atteints ou porteurs de maladies génétiques choisissent de concevoir naturellement. Entre la 10e et la 14e semaine de grossesse, le bébé peut être testé pour détecter des variants prédisposant au cancer à l'aide d'une choriocentèse. C'est ce qu'on appelle un diagnostic prénatal. En fonction des résultats, les parents peuvent être amenés à prendre des décisions difficiles concernant le déroulement de la grossesse.

La fécondation *in vitro* (FIV) représente une autre option pour les couples atteints ou porteurs de maladies génétiques. Dans le cadre de la FIV, les ovules sont fécondés par du sperme en laboratoire afin de créer des embryons. Les embryons sont implantés dans l'utérus ou congelés pour une utilisation future. Avant d'être transférés dans l'utérus, les embryons peuvent être testés pour détecter des variants héréditaires prédisposant au cancer. C'est ce qu'on appelle le diagnostic préimplantatoire (DPI). Si vous le souhaitez, seuls les embryons ne portant pas le ou les variants peuvent être transférés dans l'utérus.

Les couples peuvent également choisir d'utiliser des ovules, du sperme ou des embryons provenant d'un donneur pour la FIV.

Diagnostic préimplantatoire (DPI)

Il est possible de tester les embryons issus d'une FIV pour rechercher un variant génétique associé à un risque de cancer héréditaire, porté par la donneuse d'ovules ou le donneur de sperme. Si vous le souhaitez, seuls les embryons dépourvus de ce variant peuvent être transférés dans l'utérus.

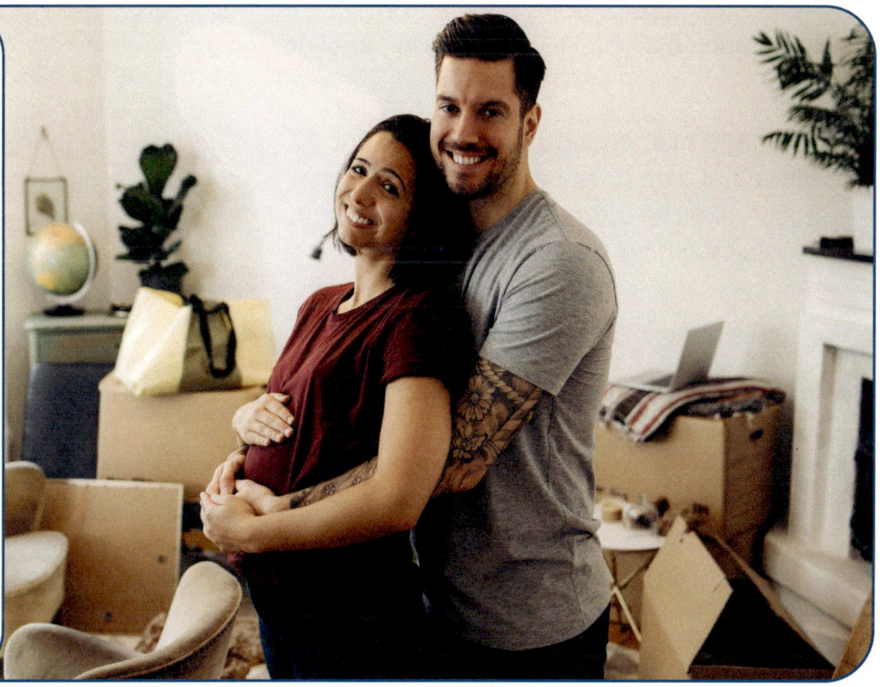

Autres résultats possibles

Les autres résultats possibles des tests génétiques sont décrits ci-dessous.

Un résultat négatif signifie que vous ne portez pas de variant pathogène dans les gènes prédisposant au cancer inclus dans le panel de test. Un résultat négatif est soit un vrai négatif, soit un négatif non informatif.

Résultats vrais négatifs

Si un variant prédisposant au cancer est présent dans votre famille et que vous n'en êtes pas porteur/porteuse, on dit que le résultat est un vrai négatif. C'est un résultat rassurant.

Gardez à l'esprit que vous pouvez toujours présenter un risque plus élevé que la moyenne en fonction de vos antécédents personnels et familiaux. Vous pouvez toujours être à risque pour l'une des raisons suivantes :

- Vous êtes porteur/porteuse d'un variant d'un gène testé qui ne peut être détecté à l'aide des technologies actuelles.
- Vous êtes porteur/porteuse d'un variant d'un gène qui n'était pas inclus dans le panel de test.
- Plusieurs membres de votre famille ont fait l'objet d'un diagnostic de cancer, mais aucun n'est lié à un gène héréditaire connu prédisposant au cancer.

Résultats négatifs non informatifs

Si votre test est négatif et que vos proches atteints d'un cancer précoce ou suspecté n'ont pas été testés, on parle alors de résultat négatif non informatif.

Le résultat n'est pas informatif, car vous ne savez pas si ces personnes étaient porteuses d'un variant dont vous n'avez pas hérité, ou si leur cancer ne peut pas être imputé à des gènes héréditaires responsables de cancer connus.

Même si votre test est négatif, vous pouvez bénéficier d'un dépistage renforcé du cancer et de mesures prophylactiques en fonction de vos antécédents familiaux. Certains centres médicaux disposent de cliniques spécialisées dans les cas à haut risque qui proposent ce type de dépistage basé sur les antécédents familiaux.

Les membres de votre famille peuvent bénéficier de tests génétiques, à la fois pour connaître leur propre risque de cancer et pour contribuer à l'enrichissement des données sur le risque global de cancer dans votre famille.

Par la suite, vous pourriez envisager de passer d'autres tests génétiques en raison de nouvelles données sur vos antécédents familiaux et des progrès réalisés en matière de dépistage.

Variant de signification incertaine

Un variant de signification incertaine (VSI) est un variant génétique pour lequel peu d'informations sont disponibles. Il s'agit d'un résultat courant, en particulier lorsqu'un grand nombre de gènes sont testés en même temps.

Par la suite, de plus amples informations pourraient être disponibles et votre médecin pourrait vous fournir une actualisation de la signification de ces variants. D'ici là, ces variants ne sont pas utilisés pour prendre des décisions en matière de soins.

Mosaïcisme

Lorsqu'une personne possède deux ou plusieurs populations cellulaires qui diffèrent génétiquement les unes des autres, on parle de mosaïcisme génétique. Ce phénomène serait dû à une erreur au cours de la mitose (division cellulaire) chez le bébé en développement pendant la grossesse.

Le mosaïcisme peut entraîner de nombreux types de troubles. Il est recommandé de consulter un généticien en cas de mosaïcisme.

Points clés

- Pour déterminer votre risque de cancer héréditaire, il faut consulter un spécialiste avant les tests, choisir le ou les gènes à tester les plus pertinents et consulter à nouveau lorsque vos résultats sont disponibles.
- Vos antécédents médicaux et oncologiques, ainsi que ceux des membres de votre famille biologique, sont des facteurs clés pour déterminer votre risque de cancer héréditaire.
- Les tests génétiques sont souvent réalisés à l'aide du séquençage de nouvelle génération (NGS). Pour effectuer un test, vous devez généralement fournir un échantillon de sang ou de salive.
- Si un variant prédisposant au cancer est détecté, partagez vos résultats avec les membres de votre famille biologique. Ils peuvent également présenter un risque accru et tirer profit d'une évaluation des risques et éventuellement de tests génétiques.
- Les options de planification familiale pour les couples atteints ou porteurs de maladies génétiques comprennent le diagnostic prénatal après une conception naturelle et la fécondation *in vitro* (FIV) avec diagnostic préimplantatoire (DPI).
- D'autres résultats possibles incluent les résultats vrais négatifs, les résultats négatifs non informatifs, les variants de signification incertaine et le mosaïcisme. Si les résultats sont négatifs, vous pouvez tout de même présenter un risque plus élevé que la moyenne en raison de vos antécédents familiaux.
- Par la suite, consultez votre généticien au sujet de votre stratégie de dépistage et de prévention du cancer. Informez-le de tout nouveau cancer diagnostiqué dans votre famille et renseignez-vous sur les nouvelles options de dépistage.

Questions à poser

- Quels sont les avantages et les inconvénients des tests génétiques ?
- Combien de temps faudra-t-il pour obtenir les résultats ?
- Ma compagnie d'assurance maladie ou d'assurance vie peut-elle augmenter mes cotisations en cas de résultat positif aux tests ?
- Je ne pense pas pouvoir supporter l'impact émotionnel d'un résultat positif. Que dois-je faire ?
- Que puis-je faire pour réduire mon risque de cancer en cas de résultat positif aux tests ?

3

Critères en matière de tests et soins découlant des résultats

Ce chapitre décrit les critères utilisés pour déterminer la nécessité de tests génétiques pour vous ainsi que les soins recommandés en cas de résultat positif.

Recommandations générales

Les tests sont recommandés dans les situations décrites sur cette page. Si vous avez des antécédents personnels ou familiaux de cancer du sein, de l'ovaire, du pancréas ou de la prostate, des conseils plus spécifiques sont fournis plus loin dans ce chapitre.

Variants génétiques prédisposant au cancer chez des proches

Si vous avez des parents biologiques présentant un variant génétique prédisposant au cancer confirmé, des tests génétiques sont recommandés.

Pour prendre des décisions concernant le traitement

Si vous présentez un cancer, les tests génétiques peuvent aider votre médecin à prendre des décisions concernant la chimiothérapie et d'autres formes de traitement systémique. Plus précisément, ils permettent de déterminer si la chimiothérapie à base de platine et les inhibiteurs de PARP seraient utiles pour certains cancers.

Les résultats peuvent également contribuer aux décisions concernant la nécessité d'une chirurgie prophylactique afin de prévenir le cancer du sein ou de l'ovaire.

Le cancer présente une mutation

Si vous avez un cancer, votre tissu tumoral a peut-être été testé pour détecter des caractéristiques, appelées biomarqueurs, qui peuvent aider à orienter votre traitement. L'analyse des biomarqueurs diffère des tests génétiques effectués pour détecter les mutations germinales (héréditaires). Les biomarqueurs sont souvent des mutations (changements) dans des gènes particuliers. Les mutations dans la tumeur ou le cancer lui-même sont appelées mutations somatiques, acquises ou simplement tumorales.

Pour certains cancers héréditaires, la planification du meilleur traitement dépend de la présence ou non, dès la naissance, de la même différence dans l'ADN que celle identifiée dans votre tumeur. Si le cancer lui-même présente une mutation pathogène ou probablement pathogène (P/PP), qui pourrait avoir une incidence sur vos soins si le variant est également germinal (héréditaire), des tests génétiques sont recommandés.

Quelles sont les autres personnes qui pourraient tirer profit des tests ?

Les personnes **d'ascendance juive ashkénaze** présentent un risque plus élevé que la moyenne d'être porteuses de certains variants génétiques prédisposant au cancer. Des tests peuvent être envisagés si vous êtes d'ascendance juive ashkénaze, même si vous ne présentez aucun autre facteur de risque.

Des tests génétiques peuvent également être envisagés pour les personnes auxquelles un **carcinome séreux de l'endomètre** a été diagnostiqué, un type rare de cancer de l'utérus qui peut être lié à des variants du gène *BRCA*.

Cancer du sein

Le cancer du sein apparaît dans les cellules du sein. Presque tous les cancers du sein sont des carcinomes. Les carcinomes sont des cancers qui apparaissent dans les cellules qui tapissent les surfaces internes ou externes du corps. Tout le monde peut développer un cancer du sein, y compris les personnes assignées hommes à la naissance.

Il existe différents types de carcinomes mammaires. Les types les plus courants sont les carcinomes canalaires ou lobulaires.

- Le **carcinome canalaire** prend naissance dans les cellules qui tapissent les canaux galactophores. Il s'agit du type le plus courant de cancer du sein.
- Le **carcinome lobulaire** prend naissance dans les lobules (glandes mammaires) du sein.

Dans ce guide à destination des patients, le terme « cancer du sein » désigne à la fois le carcinome canalaire invasif (CCI) et le carcinome canalaire *in situ* (CCIS).

Une origine héréditaire est identifiée dans environ 1 cancer du sein sur 10. Les gènes de prédisposition au cancer du sein comprennent les gènes *BARD1, BRCA1, BRCA2, CDH1, CHEK2, NF1, PALB2, PTEN, STK11* et *TP53.*

Si vous répondez aux critères en matière de tests décrits ci-après, une évaluation personnalisée des risques et une consultation avec un généticien sont recommandées. Les tests génétiques font souvent partie du processus.

Gérer votre risque

Chez les personnes présentant un risque accru de cancer du sein héréditaire, un dépistage par mammographie, IRM mammaire ou les deux est souvent recommandé afin de détecter précocement le développement d'un cancer.

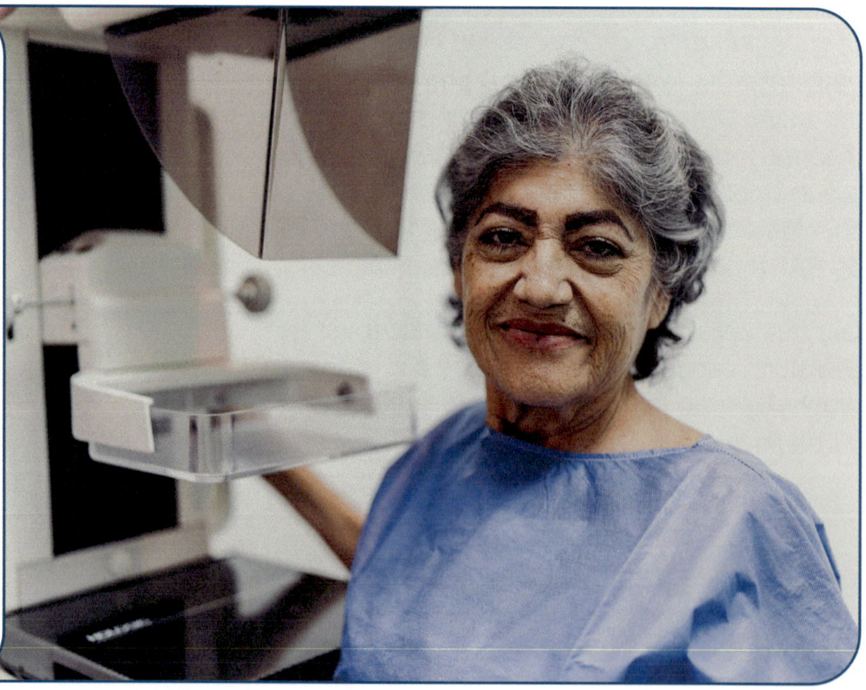

Tests chez les personnes atteintes d'un cancer du sein

Si vous avez fait l'objet d'un diagnostic de cancer du sein et que l'un des éléments suivants s'applique à votre cas, des tests génétiques sont recommandés.

Âge – Vous avez fait l'objet d'un diagnostic de cancer du sein à l'âge de 50 ans ou avant.

Ascendance – Vous êtes d'ascendance juive ashkénaze.

Type de cancer – Vous avez fait l'objet d'un diagnostic de l'un des cancers suivants :

- Cancer du sein masculin
- Cancer du sein triple négatif
- Plusieurs types de cancers du sein
- Cancer du sein lobulaire et vous avez des antécédents personnels ou familiaux de cancer gastrique diffus

Antécédents familiaux – Vous avez un ou plusieurs parents biologiques proches présentant l'un des éléments suivants :

- Cancer du sein diagnostiqué à l'âge de 50 ans ou avant
- Cancer du sein masculin
- Cancer de l'ovaire
- Cancer du pancréas
- Cancer de la prostate métastatique ou à haut risque

Les tests sont également recommandés si 3 membres de votre famille (vous compris), de la même branche de votre famille sont atteints d'un cancer du sein ou de la prostate.

Pour orienter vos soins – Chez les personnes atteintes d'un cancer du sein métastatique, il est recommandé de réaliser des tests génétiques afin de déterminer si un traitement par inhibiteur de PARP doit être envisagé.

Chez les personnes atteintes d'un cancer du sein HER2-négatif à haut risque, les tests sont recommandés pour aider à décider si un traitement par inhibiteur de PARP serait utile après le traitement primaire. Demandez à votre oncologue si le cancer est à haut risque.

Si vous recevez un traitement pour un cancer, quel qu'il soit, un résultat positif peut avoir une incidence sur les essais cliniques auxquels vous pouvez participer.

Si vous ne répondez pas aux critères décrits précédemment

Si l'on ne vous a pas diagnostiqué de cancer du sein, ou si on vous en a diagnostiqué un, mais que vous ne répondez pas aux critères décrits précédemment, les tests **sont recommandés** dans les situations suivantes.

- Vous avez un parent biologique au premier ou au deuxième degré qui répond aux critères décrits précédemment.
- Vous présentez un risque de 5 % ou plus d'être porteur/porteuse d'un variant *BRCA1/2* selon un calculateur de risque antérieur, tel que BRCAPro et CanRisk.

Des tests génétiques peuvent également être **envisagés** si vous êtes dans l'une des situations suivantes :

- Un cancer du sein vous a été diagnostiqué entre 51 et 65 ans.
- Un cancer du sein vous a été diagnostiqué (à tout âge) et vous avez un ou plusieurs parents biologiques proches atteints de certains types de cancers de la prostate.

- Vous avez des antécédents de tumeurs phyllodes malignes.

Les tests peuvent également être une option pour les personnes présentant un risque de 2,5 % à 5 % d'être porteuses d'un variant *BRCA1/2*, selon un calculateur de risque antérieur. Dans ce cas, pour décider s'il convient d'inclure d'autres gènes que *BRCA1/2*, votre médecin tiendra compte de vos préférences, de la couverture de votre assurance et de la rapidité d'obtention des résultats. Plus le nombre de gènes testés est élevé, plus la probabilité d'obtenir un variant de signification incertaine (VSI) est élevée.

Quelles sont les personnes peu susceptibles de tirer profit des tests ?

Chez les personnes qui **n'ont pas** de parents proches atteints d'un cancer du sein, de l'ovaire, du pancréas ou de la prostate, les tests sont peu susceptibles de détecter des variants à haut risque dans les groupes suivants :

- Les personnes assignées femmes à la naissance ayant fait l'objet d'un diagnostic de cancer du sein après 65 ans.
- Les hommes auxquels un cancer localisé de la prostate a été diagnostiqué et dont le score de Gleason est inférieur à 7. Les scores de Gleason vont généralement de 6 à 10. Plus le score est faible, plus la croissance et la propagation des cellules cancéreuses devraient être lentes.

Gérer votre risque de cancer du sein après un résultat positif

Un résultat positif signifie qu'un variant germinal pathogène ou probablement pathogène a été détecté dans les gènes de prédisposition au cancer inclus dans le panel.

En fonction de vos résultats, votre médecin peut vous recommander certaines des stratégies décrites ci-après afin de réduire votre risque de cancer du sein.

Les recommandations visant à réduire le risque dépendent de la pénétrance du ou des variants génétiques spécifiques identifiés. Reportez-vous au **Guide 8** à la page 35 pour obtenir des conseils complets en fonction du gène concerné.

Connaissance de vos seins

La connaissance de vos seins implique de vous familiariser avec vos seins et de signaler tout changement à votre médecin. Effectuer régulièrement des auto-examens des seins peut vous aider à remarquer des changements. Si vous êtes en préménopause, il est préférable d'effectuer cet examen lorsque vos règles sont presque terminées.

Mammographie de dépistage

Une mammographie de dépistage utilise une radiographie à faible dose pour prendre 4 clichés de vos seins (deux de chaque côté). Un radiologue examine les images et évalue la nécessité d'effectuer des examens complémentaires. Si c'est le cas, vous devrez probablement passer une mammographie diagnostique.

Une mammographie diagnostique consiste généralement à prendre des clichés radiographiques plus détaillés du sein sous différents angles afin d'examiner de plus près la zone suspecte.

Examen clinique des seins

L'examen clinique des seins (ECS) est un examen physique des seins nus réalisé par un professionnel de santé afin de détecter la présence de bosses ou d'autres changements. En position assise ou allongée, votre médecin palpera (touchera) l'ensemble du sein, y compris l'aisselle. Un infirmier ou un assistant peut également être présent dans la pièce pendant l'examen.

IRM mammaire

L'imagerie par résonance magnétique (IRM) utilise des ondes radio et des aimants puissants pour prendre des photos de zones situées à l'intérieur du corps. Elle n'utilise pas de rayonnements.

Votre médecin peut vous recommander une IRM mammaire en plus d'une mammographie. Il tiendra compte de votre âge, de vos antécédents familiaux, de la densité de vos seins et de vos préférences pour déterminer s'il convient d'utiliser les deux méthodes.

Pour une IRM mammaire, un produit de contraste à base de gadolinium (GBCA), un métal lourd rare, est utilisé pour améliorer la qualité de l'IRM. Le GBCA n'a pas d'effets nocifs, mais il peut rester dans l'organisme pendant des mois, voire des années. Si vous avez des inquiétudes, parlez-en à votre médecin. L'IRM doit être réalisée avec et sans produit de contraste.

Mastectomie prophylactique

Une intervention chirurgicale visant à retirer les seins réduit le risque de développer un cancer du sein. L'intervention qui consiste à retirer les deux seins à cette fin s'appelle une mastectomie bilatérale prophylactique.

La mastectomie prophylactique est une option à envisager pour les personnes présentant des variants germinaux dans certains gènes de prédisposition au cancer du sein, notamment *BRCA1/2*, *CDH1*, *PALB2*, *PTEN* (associé au syndrome de Cowden), *STK11* et *TP53* (associé au syndrome de Li-Fraumeni). Les soins pour

IRM mammaire

Pour les personnes présentant un risque accru de cancer du sein, une IRM mammaire peut être recommandée en plus de la mammographie. Votre médecin tiendra compte de votre ou vos variants génétiques spécifiques, de votre âge, de vos antécédents familiaux, de la densité de vos seins et de vos préférences pour déterminer s'il convient d'utiliser les deux méthodes.

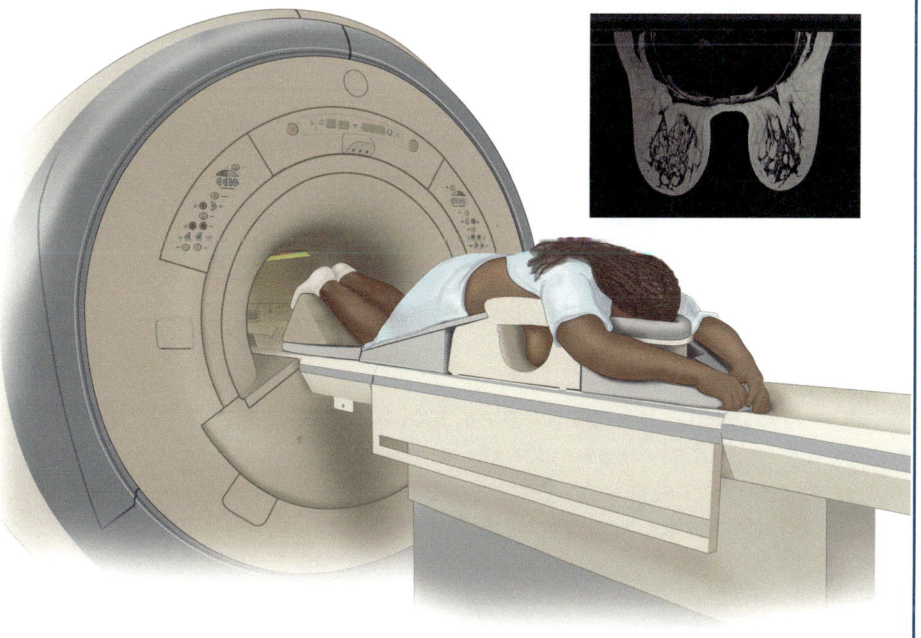

le syndrome de Li-Fraumeni (page 29) et le syndrome de Cowden (page 32) sont décrits plus loin dans ce chapitre.

Votre médecin vous expliquera les risques de cette intervention chirurgicale, le degré de protection contre le cancer qu'elle offre et les options de reconstruction mammaire disponibles. Si vous avez des antécédents familiaux importants de cancer du sein, tenez-en compte lorsque vous prendrez une décision concernant la mastectomie prophylactique.

L'ablation de vos seins peut avoir un impact important sur votre bien-être émotionnel et votre qualité de vie. Demandez à votre médecin quelles sont les ressources et les informations à votre disposition.

Médicaments prophylactiques

Certains médicaments peuvent aider à réduire le risque de développer un cancer du sein chez les personnes à haut risque.

Chez les femmes **préménopausées**, le tamoxifène est le plus couramment utilisé. Ce modulateur sélectif des récepteurs des œstrogènes (SERM) réduit la quantité d'œstrogènes dans l'organisme.

Le tamoxifène est généralement prescrit sous forme de comprimés de 20 mg pour une durée de 5 ans. Il est parfois prescrit pour une durée plus courte et à une dose plus faible.

Chez les femmes **ménopausées**, le raloxifène (Evista) ou un inhibiteur de l'aromatase est généralement recommandé.

Le raloxifène bloque les œstrogènes, tout comme le tamoxifène. Pour la prévention du cancer du sein, le raloxifène est généralement prescrit à une dose de 60 mg par jour pour une durée de 5 ans.

L'anastrozole et l'exémestane sont des inhibiteurs de l'aromatase. Ils réduisent les taux d'œstrogènes en empêchant l'aromatase (une enzyme présente dans le tissu adipeux) de convertir d'autres hormones présentes dans l'organisme en œstrogènes.

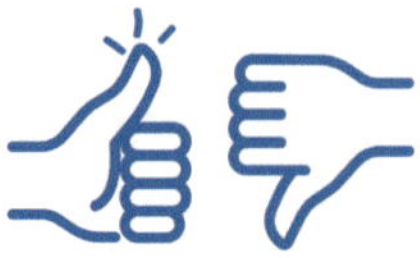

Donnez-nous votre avis !

Prenez un moment pour répondre à une enquête en ligne sur les NCCN Guidelines for Patients.
NCCN.org/patients/response

Cancer de l'ovaire

La plupart des cancers de l'ovaire apparaissent en réalité dans les trompes de Fallope. Le cancer se forme dans la couche superficielle du tissu, appelée épithélium. Il existe plus de 5 types de cancer épithélial de l'ovaire. Les plus courants sont les suivants :

- Carcinome séreux de haut grade (HGSC)
- Carcinome endométrioïde de haut grade

Les gènes de prédisposition au cancer de l'ovaire comprennent les gènes *ATM*, *BRCA1*, *BRCA2*, *BRIP1*, *PALB2*, *RAD51C*, *RAD51D*, et les gènes du syndrome de Lynch (*MLH1*, *MSH2*, *MSH6*, *EPCAM*).

Critères de prescription des tests

Les tests sont recommandés pour toute personne ayant fait l'objet d'un diagnostic de cancer épithélial de l'ovaire (y compris le cancer des trompes de Fallope et le cancer péritonéal), à tout âge.

Si vous n'avez jamais fait l'objet d'un diagnostic de cancer de l'ovaire, les tests sont recommandés si :

- Vous avez un parent biologique au premier ou au deuxième degré auquel un cancer épithélial de l'ovaire (y compris un cancer des trompes de Fallope ou un cancer péritonéal) a été diagnostiqué, à tout âge.
- Vous ne répondez pas au critère ci-dessus, mais vous présentez une probabilité supérieure à 5 % d'être porteuse d'un variant *BRCA1/2* selon un calculateur de risque antérieur, tel que BRCAPro ou CanRisk.

En fonction de vos résultats spécifiques, votre médecin peut vous recommander de prendre des mesures pour réduire votre risque de cancer de l'ovaire, telles qu'une chirurgie prophylactique.

Salpingo-ovariectomie prophylactique

La chirurgie visant à retirer les ovaires et les trompes de Fallope afin de réduire le risque de cancer s'appelle une salpingo-ovariectomie prophylactique (SOP). La SOP est recommandée pour les personnes présentant des variants germinaux prédisposant au cancer dans les gènes *BRCA1/2*, *BRIP1*, *RAD51C* et *RAD51D*. Elle constitue également une option pour les personnes présentant des variants de plusieurs autres gènes.

La SOP peut avoir un impact sur votre santé, votre bien-être émotionnel et votre qualité de vie. Si vous êtes en préménopause au moment de la SOP, prenez rendez-vous au préalable avec un spécialiste de la ménopause. Vous trouverez plus d'informations sur la ménopause chirurgicale à la page suivante.

Hystérectomie possible en même temps que la SOP

Les personnes possédant des variants germinaux du gène *BRCA* peuvent présenter un risque légèrement plus élevé de cancer séreux de l'utérus que la moyenne. Demandez à votre médecin quels sont les risques et les avantages d'une ablation de l'utérus lors de la SOP.

Ménopause chirurgicale

Si vous êtes en préménopause, l'ablation chirurgicale des ovaires provoque une chute soudaine du taux d'œstrogènes dans l'organisme. Cette chute peut entraîner des symptômes de la ménopause, notamment :

- Bouffées de chaleur
- Problèmes de sommeil
- Sueurs nocturnes
- Changements d'humeur
- Amincissement, sécheresse et irritation de la muqueuse vaginale (atrophie vaginale)
- Changements cognitifs
- Prise de poids

Il existe également des risques à long terme liés à un faible taux d'œstrogènes, notamment des maladies cardiaques et une fragilité osseuse (ostéoporose).

Si vous présentez des symptômes, votre médecin peut vous proposer un traitement hormonal de la ménopause (THM). Cette approche était autrefois appelée traitement hormonal substitutif (THS). Elle peut aider à réduire les effets indésirables et doit être envisagée si vous n'avez pas de cancer du sein.

Si votre **utérus n'est pas retiré** lors de la SOP, le THM à base d'œstrogènes seuls peut augmenter votre risque de cancer de l'endomètre. Pour cette raison, les options comprennent généralement :

- Dispositif intra-utérin (DIU) au lévonorgestrel et œstrogènes administrés sous forme de pilule ou de patch sur la peau
- Association d'œstrogènes et d'un modulateur sélectif des récepteurs des œstrogènes (SERM, tel que le bazédoxifène)
- Contraceptifs oraux combinés
- Autres combinaisons d'œstrogènes et de progestatifs

Ménopause chirurgicale

Chez les personnes préménopausées, l'ablation chirurgicale des ovaires peut provoquer des symptômes de ménopause, notamment des troubles du sommeil. Il est recommandé de consulter un spécialiste de la ménopause.

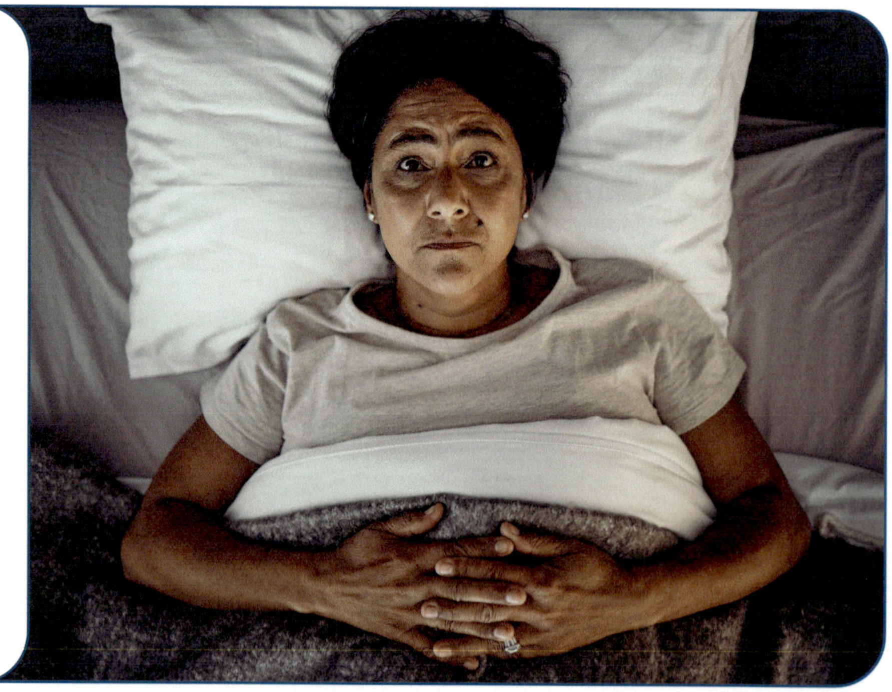

Si vous **optez pour une hystérectomie** lors de la SOP, vous serez candidate à un traitement hormonal de la ménopause à base d'œstrogènes seuls. L'utilisation d'œstrogènes seuls est associée à une diminution du risque de cancer du sein par rapport à l'utilisation combinée d'œstrogènes et de progestatifs.

Salpingectomie prophylactique

L'ablation chirurgicale des trompes de Fallope est appelée salpingectomie. Si vous êtes en préménopause et que vous souhaitez conserver vos ovaires, il est possible de commencer par retirer d'abord les trompes de Fallope, puis les ovaires ultérieurement. Cependant, cette approche n'est **pas** la norme de soins pour les personnes présentant un risque élevé de cancer de l'ovaire.

Bien qu'il ait été démontré que la salpingectomie réduit le risque de cancer de l'ovaire dans la population générale, il n'a pas été prouvé qu'elle réduise le risque chez les personnes à haut risque. Chez les personnes à haut risque, l'ablation des ovaires et des trompes de Fallope est recommandée. Cette intervention s'appelle une salpingo-ovariectomie prophylactique (SOP).

Après l'ablation des trompes de Fallope, envisagez de continuer à prendre votre pilule contraceptive combinée ou d'utiliser un DIU hormonal. Cela peut permettre de maintenir votre risque de cancer de l'ovaire à un niveau faible tant que vous avez encore vos ovaires.

La salpingectomie est une option pour les personnes assignées femmes à la naissance qui souhaitent également subir une ligature des trompes. Cette forme de stérilisation chirurgicale prévient la grossesse en empêchant le spermatozoïde et l'ovule de se rencontrer.

Si vous congelez des ovules ou des embryons, vous aurez besoin de votre utérus pour être enceinte plus tard, mais pas de vos ovaires ni de vos trompes de Fallope.

Cancer du pancréas

Le cancer du pancréas apparaît dans une glande digestive appelée pancréas. Ce dernier produit des enzymes qui décomposent les protéines, les graisses, les sucres et les amidons contenus dans les aliments. Il fabrique également des hormones appelées insuline et glucagon qui contrôlent le taux de sucre dans le sang.

Il existe 2 types principaux de cancers du pancréas. Le type le plus courant se forme à partir des cellules exocrines. Les cellules exocrines fabriquent et transportent les enzymes digestives.

Le cancer du pancréas est d'origine héréditaire environ chez 1 personne sur 10. Des tests génétiques sont recommandés pour toutes les personnes auxquelles un cancer du pancréas exocrine a été diagnostiqué. Les gènes de prédisposition au cancer du pancréas comprennent les gènes *ATM*, *BRCA1*, *BRCA2*, *CDKN2A*, *PALB2*, *STK11*, *TP53*, et les gènes du syndrome de Lynch (*MLH1*, *MSH2*, *MSH6*, *EPCAM*).

La pancréatite héréditaire est parfois causée par des variants germinaux dans les gènes *PRSS1*, *SPINK1* et les gènes associés. Bien que ces personnes présentent également un risque accru de cancer du pancréas, les tests de ces gènes germinaux sont recommandés uniquement **si vous avez également** des antécédents personnels ou familiaux de cancer du pancréas exocrine.

La prise en charge des résultats positifs est décrite à la page suivante.

Si les résultats sont positifs

Si les tests génétiques révèlent des variants prédisposant au cancer dans l'un des gènes de susceptibilité, quel qu'il soit, votre médecin peut vous recommander un dépistage annuel du cancer du pancréas à partir d'un certain âge.

Si une surveillance pancréatique est prévue, les méthodes recommandées comprennent la cholangiopancréatographie par résonance magnétique (CPRM) avec produit de contraste et l'écho-endoscopie (EUS).

La CPRM est un type d'IRM qui permet d'obtenir des images très nettes du pancréas et des voies biliaires. Un produit de contraste est utilisé pour aider à identifier les petites tumeurs. L'EUS est similaire à une endoscopie haute, mais l'endoscope est également équipé d'un élément échographique. La sonde à ultrasons de l'endoscope produit des images du pancréas et des structures voisines.

Si une surveillance pancréatique est prévue, les recommandations concernant le moment où elle doit commencer dépendent du ou des gènes affectés. Reportez-vous au **Guide 1**.

Guide 1
Approche de dépistage suggérée pour le cancer du pancréas exocrine

Variant germinal du gène *STK11*	Envisagez de commencer le dépistage entre 30 et 35 ans*
Variant germinal du gène *CDKN2A*	Envisagez de commencer le dépistage à 40 ans*
Variant germinal du gène *ATM* ou *BRCA2*	Envisagez de commencer le dépistage à 50 ans*
Variant germinal du gène *BRCA1*, *MLH1*, *MSH2*, *MSH6*, *EPCAM*, *PALB2* ou *TP53*	Si vous avez un ou plusieurs parents au premier ou au deuxième degré de la même branche de la famille atteints d'un cancer du pancréas exocrine, envisagez de commencer le dépistage à l'âge de 50 ans*.

**Ou 10 ans avant le diagnostic du cancer du pancréas exocrine le plus précoce dans votre famille, selon la date la plus proche*

Cancer de la prostate

La prostate est une glande située en profondeur dans le bassin. Aux États-Unis, le cancer de la prostate est le deuxième cancer le plus fréquent chez les personnes assignées hommes à la naissance.

Les gènes de prédisposition au cancer de la prostate comprennent les gènes *ATM*, *BRCA1/2*, *CHEK2*, *HOXB13* et *TP53*.

Qui devrait procéder aux tests ?

Parmi les personnes ayant fait l'objet d'un diagnostic de cancer de la prostate, les tests génétiques sont recommandés pour celles qui répondent aux critères du **Guide 2**. Si vous n'avez pas de cancer de la prostate, ou si vous en avez un mais ne répondez pas à ces critères, les tests génétiques sont recommandés si vous avez un parent biologique au premier degré qui *répond* à ces critères.

Qui pourrait procéder aux tests ?

Les tests peuvent également être appropriés si :

- Vous avez fait l'objet d'un diagnostic de cancer de la prostate à l'âge de 55 ans ou avant et vous ne répondez pas aux critères en matière de tests.
- Vous avez fait l'objet d'un diagnostic de cancer de la prostate à risque intermédiaire avec architecture intraductale/cribriforme à tout âge.

Guide 2
Critères en matière de tests pour les personnes auxquelles un cancer de la prostate a été diagnostiqué (à tout âge)

Ascendance	Les tests génétiques sont recommandés pour les personnes d'ascendance juive ashkénaze.
Caractéristiques du cancer	Les tests génétiques sont recommandés pour les personnes atteintes des cancers suivants : • Cancer de la prostate métastatique (stade 4B) • Cancer de la prostate qui s'est propagé aux ganglions lymphatiques (stade 4A) • Cancer de la prostate à très haut risque ou à haut risque

Antécédents familiaux	Des tests génétiques sont recommandés dans les situations suivantes :
	• Un ou plusieurs parents biologiques proches présentent l'un des éléments suivants :
	  • Cancer du sein diagnostiqué à l'âge de 50 ans ou avant
	  • Cancer du sein masculin
	  • Cancer de l'ovaire
	  • Cancer du pancréas
	  • Cancer de la prostate à haut risque, à très haut risque, qui s'est propagé aux ganglions lymphatiques ou qui est métastatique
	• Vous avez au moins 3 parents proches (vous compris) atteints d'un cancer de la prostate ou d'un cancer du sein dans la même branche de la famille.

Si les résultats sont positifs

En fonction de vos résultats spécifiques, votre médecin peut vous recommander un dépistage du cancer de la prostate par dosage de l'antigène spécifique de la prostate (PSA). Vous trouverez ci-dessous plus d'informations sur le PSA.

Autrefois, le dépistage du cancer de la prostate impliquait un toucher rectal (TR). Aujourd'hui, le TR est généralement effectué uniquement en cas de nécessité.

PSA

Le PSA est une protéine produite par la prostate. Son rôle est d'aider le sperme à transporter les spermatozoïdes. Toutes les cellules de la prostate, qu'elles soient normales ou cancéreuses, produisent du PSA.

Si la prostate présente un problème, comme un cancer, elle peut produire davantage de PSA. Si la majeure partie du PSA se retrouve dans le sperme, une petite quantité passe également dans la circulation sanguine. Un taux anormalement élevé de PSA dans le sang peut être un signe de cancer de la prostate.

Cependant, l'âge et d'autres facteurs, tels qu'une hypertrophie de la prostate ou une infection des voies urinaires, peuvent également entraîner des taux élevés de PSA.

Votre opinion nous intéresse !

Notre objectif est de fournir des informations utiles et faciles à comprendre sur le cancer. Répondez à notre enquête pour nous indiquer nos points forts et ce que nous pourrions améliorer.
NCCN.org/patients/feedback

Syndrome de Li-Fraumeni

Le syndrome de Li-Fraumeni (SLF) est causé par un variant pathogène du gène *TP53*. Ce gène aide à contrôler la réparation ou la survie des cellules endommagées.

Les familles atteintes du syndrome de Li-Fraumeni présentent un risque élevé de développer divers cancers. Les 5 principaux cancers associés au SLF sont les suivants :

- Sarcomes
- Leucémies
- Tumeurs cérébrales
- Cancers du sein
- Corticosurrénalomes

Qui devrait procéder aux tests ?

Des tests génétiques sont recommandés dans les situations suivantes :

- Un variant germinal du gène *TP53* est présent dans votre famille.
- Vous répondez aux critères classiques ou aux critères de Chompret (reportez-vous au **Guide 3**)
- Vous ou un membre de votre famille avez fait l'objet d'un diagnostic de leucémie infantile avec hypodiploïdie.

Des tests génétiques peuvent également être recommandés si la tumeur présente une mutation du gène *TP53*. Poursuivez votre lecture pour plus d'informations.

Guide 3 Critères de diagnostic du SLF
Critères classiques
Vous avez fait l'objet d'un diagnostic de sarcome avant l'âge de 45 ans
et
Vous avez un parent au premier degré auquel un cancer a été diagnostiqué avant l'âge de 45 ans
et
Vous avez un parent au premier ou au deuxième degré dans la même lignée auquel un cancer a été diagnostiqué avant l'âge de 45 ans ou auquel un sarcome a été diagnostiqué à tout âge
Critères de Chompret
Vous avez fait l'objet d'un diagnostic de tumeur du spectre du SLF avant l'âge de 46 ans et vous avez au moins un parent au premier ou au deuxième degré ayant fait l'objet d'un diagnostic de cancer du spectre du SLF avant l'âge de 56 ans, ou de cancers primaires multiples à tout âge
ou
Vous avez eu plus d'un type de cancer et deux de ces cancers appartiennent au spectre du SLF. Le premier a été détecté avant l'âge de 46 ans.
ou
Vous avez fait l'objet d'un diagnostic pour l'un des cancers rares
ou
Vous avez fait l'objet d'un diagnostic de cancer du sein avant l'âge de 31 ans

Tumeurs présentant le biomarqueur TP53

Il est possible, voire courant, qu'une personne née sans variant germinal du gène *TP53* présente une tumeur avec une mutation somatique (acquise) du gène *TP53*. Par exemple, contrairement à d'autres types de sarcomes, les variants germinaux du gène *TP53* sont rares chez les personnes atteintes d'un sarcome d'Ewing, de tumeurs stromales gastro-intestinales (TSGI), de tumeurs desmoïdes ou d'angiosarcomes.

Si vous ne répondez pas aux critères en matière de tests, mais que le cancer présente une mutation dans le gène *TP53*, des tests génétiques peuvent être prescrits. Vos antécédents personnels et familiaux seront examinés afin de déterminer l'utilité des tests génétiques.

Les tests sont généralement prescrits aux personnes ayant fait l'objet d'un diagnostic de cancer avant l'âge de 30 ans, ou si votre médecin estime que cela est approprié.

Adultes présentant des résultats positifs

Le syndrome de Li-Fraumeni est rare. Il est recommandé de consulter une équipe de spécialistes ou un centre spécialisé dans la prise en charge de ce syndrome.

Les personnes atteintes du SLF présentent un risque élevé de développer plusieurs types de cancers. Malheureusement, il n'existe pas de méthode de dépistage efficace pour tous ces cancers.

Reportez-vous au **Guide 4** à la page suivante pour connaître les recommandations en matière de dépistage du cancer chez les adultes. Un dépistage plus fréquent peut être approprié en fonction de votre état de santé et de vos antécédents familiaux.

IRM du corps entier

Le dépistage par IRM du corps entier permet de détecter précocement un cancer dans les familles atteintes du syndrome de Li-Fraumeni. Cependant, il peut également signaler comme cancéreux des éléments qui ne le sont pas (faux positifs).

Si l'IRM du corps entier n'est pas disponible, demandez à votre médecin s'il existe des essais cliniques auxquels vous pourriez participer. Renseignez-vous également sur les autres méthodes d'imagerie avancées qui pourraient être envisagées.

Syndrome de Li-Fraumeni et radiothérapie

La radiothérapie augmente le risque de développer un sarcome. Si vous suivez un traitement contre le cancer, la radiothérapie est généralement évitée si vous disposez d'autres options thérapeutiques efficaces.

Parfois, la radiothérapie est tout de même nécessaire. Dans ce cas, prenez une décision éclairée en discutant en détail des avantages de la radiothérapie par rapport au risque de seconds cancers causés par les rayonnements.

Enfants présentant des résultats positifs

Si le syndrome de Li-Fraumeni est présent dans votre famille, informez votre pédiatre du risque de cancers infantiles.

Dans les familles atteintes du SLF, les mesures de dépistage suivantes sont recommandées pour aider à détecter le cancer chez les enfants à un stade précoce :

- Examen physique complet, y compris un examen neurologique, tous les 6 à 12 mois.
- IRM annuelle du corps entier à partir de la petite enfance.
- IRM cérébrale annuelle dès la petite enfance (pouvant être réalisée en même temps que l'IRM du corps entier ou séparément).
- Pour le corticosurrénalome, échographie tous les 3 à 4 mois à partir de la petite enfance.

Guide 4
Dépistage du cancer chez les adultes présentant des variants germinaux du gène *TP53*

Dépistage du cancer du sein chez les personnes assignées femmes à la naissance	**À 18 ans :** commencez à vous familiariser avec vos seins et signalez tout changement à votre médecin. Effectuer régulièrement des auto-examens des seins peut vous aider à remarquer des changements. Si vous êtes en préménopause, il est préférable d'effectuer cet examen lorsque vos règles sont presque terminées. **À partir de 20 ans :** examen clinique des seins tous les 6 à 12 mois (ou, si un membre de votre famille a fait l'objet d'un diagnostic avant l'âge de 20 ans, commencez à cet âge) **Entre 20 et 29 ans :** IRM mammaire annuelle (ou, si un membre de votre famille a fait l'objet d'un diagnostic avant l'âge de 20 ans, commencez à cet âge) **Entre 30 et 75 ans :** IRM mammaire et mammographie annuelles **À partir de 76 ans :** les soins sont personnalisés La **mastectomie prophylactique** est une option pour les personnes présentant des variants germinaux du gène *TP53*. Votre médecin vous expliquera les risques liés à la chirurgie, le degré de protection contre le cancer qu'elle offre, les effets possibles sur votre qualité de vie et les options de reconstruction mammaire disponibles.
Dépistage d'autres cancers	**Recommandations générales** • Examen physique complet, y compris un examen neurologique, tous les 6 à 12 mois pour les survivant(e)s du cancer. Votre médecin examinera attentivement tout signe ou symptôme de cancers rares et de seconds cancers. • IRM annuelle du corps entier et du cerveau **Cancer de la peau** Examen dermatologique annuel à partir de 18 ans **Cancer du côlon et de l'estomac** Coloscopie et endoscopie haute tous les 2 à 5 ans à partir de 25 ans, ou 5 ans avant l'âge auquel le premier cas de cancer colorectal ou gastrique est apparu dans la famille. Si votre abdomen ou votre corps entier a été traité par radiothérapie, une coloscopie est recommandée en commençant 5 ans après le traitement. **Cancer de la prostate** Dosage annuel de l'antigène spécifique de la prostate (PSA) à partir de 40 ans

Syndrome de Cowden / PHTS

Les variants germinaux du gène *PTEN* peuvent provoquer un ensemble de troubles appelés syndrome tumoral hamartomateux lié à *PTEN* (PHTS). Le PHTS comprend les troubles suivants :

- Syndrome de Cowden (CS)
- Syndrome de Bannayan-Riley-Ruvalcaba (BRRS)
- Maladie de Lhermitte-Duclos (LDD) chez l'adulte
- Syndrome de Protée-like
- Troubles du spectre autistique avec macrocéphalie

Les syndromes PHTS provoquent la formation de tumeurs bénignes (non cancéreuses) appelées hamartomes à l'intérieur ou sur le corps. En plus des tumeurs bénignes, les personnes atteintes du syndrome de Cowden présentent un risque accru de tumeurs ou de lésions malignes (cancéreuses), le plus souvent au niveau de la peau, des muqueuses, des seins, de la thyroïde, de l'endomètre et du cerveau.

Environ 1 personne sur 2 assignée femme à la naissance et atteinte du syndrome de Cowden développera un cancer du sein, généralement avant l'âge de 50 ans.

Le syndrome de Cowden peut être diagnostiqué d'après des signes, des symptômes et des antécédents médicaux. C'est ce qu'on appelle un diagnostic clinique. Un diagnostic clinique est posé si vous présentez certaines combinaisons des problèmes de santé énumérés dans le **Guide 5**.

Des tests génétiques sont recommandés pour les personnes ayant fait l'objet d'un diagnostic clinique de SC/PHTS. D'autres critères sont décrits ci-après.

Guide 5 Caractéristiques du syndrome de Cowden
Troubles du spectre autistique
Cancer du sein
Cancer du côlon
Cancer de l'endomètre
Acanthose glycogénique œsophagienne (zones épaissies et surélevées sur la paroi interne de l'œsophage)
Hamartomes gastro-intestinaux (tumeurs bénignes présentant une structure déformée composée d'un mélange anormal de cellules et de tissus présents dans cette zone)
Ganglioneuromes gastro-intestinaux (tumeurs bénignes des cellules nerveuses)
Hyperpigmentation (assombrissement de la peau) sur le gland du pénis
Déficience intellectuelle
Cancer du rein (carcinome à cellules rénales)
Maladie de Lhermitte-Duclos
Lipomes (tumeurs graisseuses bénignes)
Macrocéphalie (tête hypertrophiée)
Cancer de la thyroïde (papillaire ou folliculaire)
Problèmes thyroïdiens (nodules, goitre)
Lipomatose testiculaire (lésions bénignes dans les testicules)
Trichilemmomes (tumeurs bénignes qui se forment dans les follicules pileux)
Problèmes vasculaires

Critères de prescription des tests

La recherche des variants germinaux du gène *PTEN* est recommandée dans les situations suivantes :

- Vous répondez aux critères pour un diagnostic clinique de SC/PHTS.
- Un variant du gène *PTEN* est présent dans votre famille.
- Vous présentez un BRRS.
- Vous ne répondez pas aux critères d'un diagnostic clinique, mais présentez certaines combinaisons d'autres caractéristiques décrites dans le **Guide 5**.
- L'analyse des biomarqueurs a révélé un variant somatique du gène *PTEN* dans une tumeur.

Si les résultats sont positifs

Si cela vous est possible, consultez une équipe ou un centre spécialisé dans ce syndrome rare.

Un examen physique complet annuel est recommandé. Les examens doivent commencer à l'âge de 18 ans ou 5 ans avant le diagnostic du cancer le plus précoce dans la famille (selon la première éventualité).

Les recommandations en matière de dépistage du cancer pour les personnes atteintes du SC/PHTS sont fournies dans les **Guides 6 et 7**.

Guide 6
Gestion du risque de cancer du sein chez les adultes présentant un variant germinal du gène *PTEN*

Connaissance de vos seins	À partir de 18 ans, familiarisez-vous avec vos seins et signalez immédiatement tout changement à votre médecin. Effectuer régulièrement des auto-examens des seins peut vous aider à vous familiariser avec vos seins et à remarquer des changements.
Dépistage du cancer	• Un examen clinique des seins est recommandé tous les 6 à 12 mois à partir de 25 ans, ou 5 à 10 ans avant le diagnostic de cancer du sein le plus précoce dans la famille (selon la première éventualité). • Une mammographie et une IRM mammaire sont recommandées chaque année à partir de 30 ans, ou 10 ans avant le diagnostic de cancer du sein le plus précoce dans la famille (selon la première éventualité). • Le dépistage et la prise en charge sont personnalisés pour les personnes âgées de plus de 75 ans.
Mastectomie prophylactique	La mastectomie prophylactique est une option. Votre médecin vous expliquera les risques de cette intervention chirurgicale, le degré de protection contre le cancer qu'elle offre et les options de reconstruction mammaire disponibles.

Guide 7
Dépistage d'autres cancers chez les adultes présentant un variant germinal du gène *PTEN*

Cancer de l'endomètre	• Le cancer de l'endomètre peut souvent être détecté à un stade précoce grâce aux symptômes. Signalez à votre équipe soignante tout symptôme, tel que des saignements entre les cycles ou après la ménopause. Il peut être utile de noter les variations de votre cycle menstruel sur un calendrier. • Chez les personnes atteintes du SC/PHTS, le dépistage du cancer de l'endomètre n'est généralement pas recommandé. Cependant, certains médecins suggèrent une biopsie de l'endomètre tous les 1 à 2 ans, à partir de 35 ans. • Discutez avec votre médecin de la possibilité d'une hystérectomie après avoir eu des enfants. • Les personnes atteintes uniquement du SC/PHTS présentent un risque moyen de cancer de l'ovaire ; il n'est donc pas nécessaire de retirer les ovaires.
Cancer colorectal	• La coloscopie est recommandée à partir de 35 ans si vous ne présentez aucun signe ou symptôme. • Si un proche parent a fait l'objet d'un diagnostic de cancer colorectal avant l'âge de 40 ans, commencez le dépistage 5 à 10 ans avant le diagnostic le plus précoce de CCR dans la famille. • La coloscopie doit être effectuée tous les 5 ans, ou plus fréquemment si le patient présente des symptômes ou si des polypes sont détectés.
Cancer du rein	Votre médecin peut vous recommander une échographie rénale tous les 1 à 2 ans, à partir de 40 ans.
Cancer de la peau	Il peut y avoir un risque accru de mélanome et d'autres problèmes cutanés. Il est recommandé de procéder à un examen dermatologique annuel.
Cancer de la thyroïde	Dans la plupart des cas, il est recommandé de passer une échographie thyroïdienne chaque année à partir de l'âge de 7 ans.

Soins spécifiques aux gènes

Les tableaux suivants fournissent des recommandations pour réduire votre risque de cancer en fonction des résultats de vos tests génétiques.

Les recommandations sont présentées par ordre alphabétique des gènes.

Guide 8
Recommandations pour la gestion du risque de cancer, en fonction du gène

ATM

Risque accru de	Mesures recommandées pour réduire les risques
Cancer du sein	Passez une mammographie chaque année à partir de 40 ans. Votre médecin peut vous recommander une IRM mammaire à partir de 30 ou 35 ans, en fonction de votre âge, de vos antécédents familiaux, de la densité de vos seins et de vos préférences.
Cancer épithélial de l'ovaire	Il n'existe pas suffisamment de preuves pour recommander une salpingo-ovariectomie prophylactique (SOP). Les soins dépendent de vos antécédents familiaux.
Cancer du pancréas	Consultez la page 25 pour plus d'informations sur le dépistage du cancer du pancréas.
Cancer de la prostate	Il existe de plus en plus de preuves d'un lien entre le gène *ATM* et le cancer de la prostate. Votre médecin peut effectuer un dosage du PSA à partir de 40 ans.
Autres risques de cancer	Les personnes possédant ce variant présentent un risque accru de cancer colorectal. Discutez avec votre médecin des recommandations en matière de dépistage et des autres soins.

BARD1

Risque accru de	Mesures recommandées pour réduire les risques
Cancer du sein	Passez une mammographie chaque année à partir de 40 ans. Votre médecin peut vous recommander une IRM mammaire (en plus de la mammographie), également à partir de 40 ans, en fonction de votre âge, de vos antécédents familiaux, de la densité de vos seins et de vos préférences.

BRCA1 et BRCA2	
Risque accru de	**Mesures recommandées pour réduire les risques**
Cancer du sein (chez les personnes assignées femmes à la naissance)	• À 18 ans : commencez à vous familiariser avec vos seins. L'auto-examen peut vous aider. • À 25 ans : commencez à passer des examens cliniques des seins tous les 6 à 12 mois. • Entre 25 et 29 ans : passez une IRM mammaire chaque année. Ou, si un membre de votre famille a fait l'objet d'un diagnostic de cancer du sein avant l'âge de 30 ans, les soins sont personnalisés. • Entre 30 et 75 ans : passez une mammographie **et** une IRM mammaire chaque année. • À partir de 75 ans : vos soins sont personnalisés • La mastectomie prophylactique et les agents prophylactiques sont des options possibles.
Cancer du sein (chez les personnes assignées hommes à la naissance)	• Formation et sensibilisation à l'auto-examen des seins à partir de 35 ans • Examen clinique des seins tous les 12 mois, à partir de 35 ans • Votre médecin peut vous recommander une mammographie annuelle à partir de 50 ans ou 10 ans avant le diagnostic de cancer du sein masculin le plus précoce dans la famille (selon la première éventualité).
Cancer de l'ovaire	• Si vous le souhaitez, consultez un spécialiste de la fertilité pour discuter de la planification familiale • Les options non chirurgicales pour réduire le risque comprennent les pilules contraceptives (contenant à la fois des œstrogènes et des progestatifs) et les DIU au lévonorgestrel • Pour les porteuses du gène *BRCA1*, la SOP est recommandée entre 35 et 40 ans. Pour les porteuses du gène *BRCA2*, elle peut être reportée jusqu'à 40 voire 45 ans. • Hystérectomie possible en même temps que la SOP • Le traitement hormonal de la ménopause peut aider à soulager les symptômes de la ménopause • L'ablation des trompes de Fallope d'abord (puis des ovaires plus tard) peut être une option pour celles qui ne sont pas prêtes à perdre leurs ovaires et qui souhaitent une ligature des trompes.
Mélanome	Il n'existe pas de recommandations spécifiques en matière de dépistage. Limiter l'exposition aux UV et passer un examen dermatologique annuel complet peut contribuer à réduire le risque.
Cancer du pancréas	Consultez la page 25 pour plus d'informations sur le dépistage du cancer du pancréas.
Cancer de la prostate	Pour les porteurs du gène *BRCA2*, le dépistage est recommandé à partir de 40 ans. Le dépistage **peut être** recommandé pour les porteurs du gène *BRCA1* (également à partir de 40 ans).

BRIP1	
Risque accru de	**Mesures recommandées pour réduire les risques**
Cancer épithélial de l'ovaire	Une salpingo-ovariectomie prophylactique est recommandée vers l'âge de 45 à 50 ans.

CDH1	
Risque accru de	**Mesures recommandées pour réduire les risques**
Cancer du sein	• Passez une mammographie chaque année à partir de 30 ans. • Votre médecin peut vous recommander une IRM mammaire en plus des mammographies. • La mastectomie prophylactique est une option.
Autres risques de cancer	Les personnes présentant ce variant courent un **risque accru** de cancer gastrique diffus héréditaire (HDGC). Demandez à votre médecin ce que cela signifie pour vos soins.

CDKN2A	
Risque accru de	**Mesures recommandées pour réduire les risques**
Mélanome	Un examen dermatologique complet effectué par un dermatologue, comprenant une photographie et une dermoscopie du corps entier, est recommandé tous les 6 mois.
Cancer du pancréas	Consultez la page 25 pour plus d'informations sur le dépistage du cancer du pancréas.
Autres risques de cancer	Des tumeurs des gaines nerveuses, des sarcomes et d'autres cancers sont également possibles. Votre médecin peut vous suggérer une surveillance au-delà du dépistage du cancer du pancréas et du mélanome. Cela peut inclure une IRM annuelle du corps entier et du cerveau.

CHEK2

Risque accru de	Mesures recommandées pour réduire les risques
Cancer du sein	• Passez une mammographie chaque année à partir de 40 ans. • En fonction de votre âge, de vos antécédents familiaux, de la densité de vos seins et de vos préférences, votre médecin peut vous recommander de passer une IRM mammaire à partir de 30 à 35 ans.
Cancer de la prostate	Il existe de plus en plus de preuves d'un lien entre le gène *CHEK2* et le cancer de la prostate. Votre médecin peut vous recommander d'effectuer un dosage du PSA à partir de 40 ans.

MSH2, MLH1, MSH6, PMS2, EPCAM (associés au syndrome de Lynch)

Le syndrome de Lynch est la cause la plus fréquente des cancers héréditaires du côlon et de l'endomètre (utérus). Les familles atteintes du syndrome de Lynch présentent également un risque accru de cancers urothéliaux, cérébraux, gastro-intestinaux, ovariens, mammaires, pancréatiques, biliaires et autres.

Les critères en matière de tests du syndrome de Lynch et la prise en charge en cas de résultat positif dépassent le cadre du présent guide. Pour plus d'informations, les professionnels de santé sont invités à consulter les *NCCN Clinical Practice Guidelines in Oncology consacrées à l'évaluation des risques génétiques/familiaux élevés : cancer colorectal, cancer de l'endomètre et cancer de l'estomac*.

NF1

Risque accru de	Mesures recommandées pour réduire les risques
Cancer du sein	• Passez une mammographie chaque année à partir de 30 ans. • Votre médecin peut également vous recommander une IRM mammaire entre 30 et 50 ans
Autres risques de cancer	Vous pouvez présenter un risque accru de tumeurs malignes des gaines nerveuses périphériques, de tumeurs stromales gastro-intestinales (TSGI) et autres. Il est recommandé de consulter un spécialiste du gène *NF1*.

PALB2

Risque accru de	Mesures recommandées pour réduire les risques
Cancer du sein	• Passez une mammographie **et** une IRM mammaire chaque année à partir de 30 ans. • Discutez avec votre médecin de la possibilité d'une mastectomie prophylactique. • Pour les personnes assignées hommes à la naissance, votre médecin peut recommander la même stratégie de dépistage du cancer du sein que celle recommandée pour les personnes porteuses du gène *BRCA*.
Cancer épithélial de l'ovaire	Discutez avec votre médecin de la possibilité d'une salpingo-ovariectomie prophylactique vers l'âge de 45 ou 50 ans.
Cancer du pancréas	Consultez la page 25 pour plus d'informations sur le dépistage du cancer du pancréas.

PTEN (associé au syndrome de Cowden)

Les personnes présentant des variants germinaux du gène *PTEN* courent un risque accru de cancer du sein, de la thyroïde, du côlon/rectum, de l'endomètre et du rein. Reportez-vous à la page 32 pour plus d'informations sur le syndrome de Cowden / syndrome tumoral hamartomateux lié à *PTEN* (PHTS).

RAD51C et *RAD51D*

Risque accru de	Mesures recommandées pour réduire les risques
Cancer du sein	Passez une mammographie annuelle (et éventuellement une IRM mammaire) à partir de 40 ans. Les autres soins dépendent de vos antécédents familiaux.
Cancer épithélial de l'ovaire	Une salpingo-ovariectomie prophylactique est recommandée vers l'âge de 45 ou 50 ans.

STK11 **(associé au syndrome de Peutz-Jeghers)**	
Le syndrome de Peutz-Jeghers (SPJ) est un syndrome de cancer héréditaire qui provoque la croissance de tumeurs bénignes dans le tractus gastro-intestinal et la formation de taches sombres sur la peau. Les personnes atteintes du SPJ présentent un risque élevé de développer des cancers **du sein, du côlon, de l'estomac, des ovaires, de l'intestin grêle, du pancréas, du col de l'utérus, de l'utérus, des poumons et des testicules**. La plupart des personnes atteintes du SPJ présentent un variant germinal prédisposant au cancer du gène *STK11*. Les tests génétiques pour le SPJ et la prise en charge en cas de résultat positif dépassent le cadre de ce guide. Pour plus d'informations, les professionnels de santé sont invités à consulter les *NCCN Clinical Practice Guidelines in Oncology consacrées à l'évaluation des risques génétiques/familiaux élevés : cancer colorectal, cancer de l'endomètre et cancer de l'estomac*. Reportez-vous à la section ci-dessous pour plus d'informations sur la prise en charge du risque de cancer du sein et du pancréas chez les personnes présentant ce variant.	
Cancer du sein	• Passez une mammographie **et** une IRM mammaire chaque année à partir de 30 ans. • Discutez avec votre médecin de la possibilité d'une mastectomie prophylactique.
Cancer du pancréas	Consultez la page 25 pour plus d'informations sur le dépistage du cancer du pancréas.
TP53 **(associé au syndrome de Li-Fraumeni)**	
Le syndrome de Li-Fraumeni (SLF) est causé par un variant pathogène du gène *TP53*. Les familles atteintes du SLF présentent un risque élevé de développer divers cancers, en particulier des **sarcomes, des leucémies, des tumeurs cérébrales, des cancers du sein et des corticosurrénalomes**. De nombreux autres cancers ont été associés au SLF, notamment le mélanome, le cancer colorectal, le cancer gastrique et le cancer de la prostate. Consultez la page 29 pour plus d'informations sur le syndrome de Li-Fraumeni.	

Points clés

- Chez les personnes ayant fait l'objet d'un diagnostic de cancer du sein, les décisions relatives aux tests génétiques sont basées sur l'âge, l'ascendance, les antécédents familiaux, le type de cancer et les caractéristiques du cancer. Si les résultats sont positifs, votre médecin peut vous recommander de gérer votre risque à l'aide d'examens cliniques des seins, de mammographies, d'IRM mammaires, d'une mastectomie prophylactique ou de médicaments prophylactiques.
- Les tests génétiques sont recommandés pour toutes les personnes auxquelles un cancer épithélial de l'ovaire a été diagnostiqué (quel que soit leur âge), ainsi que pour leurs parents biologiques au premier et au deuxième degré. Si les résultats sont positifs, une salpingo-ovariectomie prophylactique peut être recommandée afin de réduire le risque. Le traitement hormonal de la ménopause (THM) peut être une option pour soulager les symptômes de la ménopause chirurgicale.
- Des tests génétiques sont recommandés pour toutes les personnes auxquelles un cancer du pancréas exocrine a été diagnostiqué. Si les résultats sont positifs, votre médecin peut vous recommander un dépistage annuel par échographie endoscopique ou cholangiopancréatographie par résonance magnétique une fois que vous avez atteint un certain âge.
- Chez les personnes auxquelles un cancer de la prostate a été diagnostiqué, les décisions relatives aux tests génétiques sont basées sur l'ascendance, les antécédents familiaux, le stade du cancer et le niveau de risque de cancer. Si les résultats sont positifs, votre médecin peut vous recommander un dosage sanguin de l'antigène spécifique de la prostate (PSA).
- Les tests génétiques du syndrome de Li-Fraumeni sont recommandés si vous répondez à certains critères spécifiques, si un variant germinal du gène *TP53* est présent dans votre famille, et dans certaines autres situations. Chez les adultes dont le résultat est positif, des examens physiques fréquents et des IRM annuelles (du corps entier et du cerveau) sont recommandés. Des mammographies et des IRM mammaires sont recommandées pour gérer le risque de cancer du sein. La mastectomie prophylactique est également une option.
- Les tests génétiques sont recommandés pour les personnes ayant fait l'objet d'un diagnostic clinique du syndrome de Cowden / syndrome tumoral hamartomateux lié à *PTEN* et dans certaines autres situations. Si les résultats sont positifs, la prise en charge de votre risque implique des examens physiques annuels, une vigilance accrue quant aux signes de cancer de l'endomètre et un dépistage des cancers du sein, du côlon/ rectum, du rein, de la peau et de la thyroïde. La mastectomie prophylactique est une option pour réduire le risque de cancer du sein.

Questions à poser

- D'après mes résultats, quels sont les cancers auxquels je suis exposé(e) ?
- Le fait de subir une chirurgie prophylactique pour prévenir le cancer de l'ovaire ou du sein signifie-t-il que je n'aurai jamais à m'inquiéter de développer ces cancers ?
- Dois-je envisager une mastectomie prophylactique ? Si oui, qui peut m'aider à prendre cette décision ?

4

Autres ressources

Vous souhaitez en savoir plus ? Voici comment obtenir de l'aide supplémentaire.

Autres informations utiles

Cet ouvrage peut vous aider à améliorer la prise en charge de votre cancer. Il explique clairement les recommandations des experts et suggère des questions à poser à votre équipe soignante. Mais ce n'est pas la seule ressource à votre disposition.

Vous pouvez obtenir autant d'informations et d'aide que vous le souhaitez. De nombreuses personnes souhaitent :

- Avoir des détails sur leur état de santé et leur traitement
- Faire partie d'une équipe soignante
- Obtenir une aide financière
- Trouver un professionnel de santé expert en la matière
- Faire face aux effets indésirables

Autres actions utiles

Votre centre de soins de santé peut vous aider à franchir les prochaines étapes. Il dispose souvent de ressources sur place utiles pour répondre à vos besoins et trouver des réponses à vos questions. Les centres de soins de santé peuvent également vous informer sur les ressources disponibles dans votre communauté.

Outre l'aide des professionnels de santé qui s'occupent de vous, les ressources répertoriées dans la section suivante offrent un soutien à de nombreuses personnes dans votre situation. Parcourez la liste et consultez les sites web indiqués pour en savoir plus sur ces organisations.

Où trouver de l'aide

Breastcancer.org
Breastcancer.org

Breast Cancer Alliance
Breastcanceralliance.org

CanCare, Inc.
Cancare.org

Cancer*Care*
Cancercare.org

Cancer Hope Network
cancerhopenetwork.org

DiepC Foundation
diepcfoundation.org

FORCE: Facing Our Risk of Cancer Empowered
Facingourrisk.org

GPAC Global Patient Advocacy Coalition
GPACunited.org

HIS Breast Cancer Awareness
hisbreastcancer.org

Imerman Angels
Imermanangels.org

Lustgarten Foundation
lustgarten.org

National Coalition for Cancer Survivorship
Canceradvocacy.org

National Ovarian Cancer Coalition
Ovarian.org

Ovarcome
Ovarcome.org

Ovarian Cancer Research Alliance
ocrahope.org

Sharsheret
sharsheret.org

Triage Cancer
Triagecancer.org

Mots clés

cancer épithélial de l'ovaire
Cancer qui se développe dans la couche superficielle du tissu entourant les trompes de Fallope et les ovaires. Il s'agit du type de cancer de l'ovaire le plus courant.

conseil génétique
Entretien avec un spécialiste de la santé au sujet du risque de développer une maladie causée par des modifications génétiques.

examen clinique du sein (ECS)
Examen physique des seins réalisé par un professionnel de santé afin de détecter la présence de bosses ou d'autres changements.

gènes *BRCA1* et *BRCA2*
Les variants de ces gènes de réparation de l'ADN vous exposent à un risque élevé de cancer du sein et de l'ovaire, ainsi qu'à un risque accru de cancer de la prostate et du pancréas.

gènes de prédisposition au cancer
Gènes qui, s'ils sont modifiés de manière spécifique, augmentent votre risque de développer certains types de cancer. Également appelés gènes de susceptibilité au cancer.

mammographie
Examen radiologique qui permet d'obtenir une image de l'intérieur du sein.

mammographie de dépistage
Radiographie des seins réalisée afin de dépister un cancer du sein chez une personne ne présentant aucun signe ou symptôme de cancer.

mastectomie prophylactique (MP)
Intervention chirurgicale consistant à retirer tout le sein afin de réduire le risque de développer un cancer du sein.

ménopause chirurgicale
Déclenchement forcé de la ménopause provoqué par une intervention chirurgicale visant à retirer les ovaires. Résulte d'une chute soudaine du taux d'œstrogènes dans l'organisme.

mutation somatique
Modification non héréditaire de votre ADN survenue après votre conception. Également appelée « mutation acquise » ou « mutation tumorale ».

parents biologiques proches
Les parents biologiques proches comprennent les parents au premier, deuxième et troisième degré de la même branche de la famille.

pénétrance
Décrit la probabilité qu'une personne présentant un variant héréditaire prédisposant au cancer développe des signes et des symptômes de ce cancer. Les personnes présentant ce variant ne développeront pas toutes nécessairement un cancer.

salpingo-ovariectomie prophylactique (SOP)
Intervention chirurgicale consistant à retirer les ovaires et les trompes de Fallope afin de réduire le risque de cancer de l'ovaire, de cancer des trompes de Fallope et de cancers péritonéaux primaires chez les personnes à haut risque.

séquençage de nouvelle génération (NGS).
Analyse d'un échantillon pour détecter plusieurs variants génétiques à la fois. Également appelé « panel multigénique ».

syndrome de Li-Fraumeni (SLF)
Syndrome de cancer héréditaire causé par un variant prédisposant au cancer du gène *TP53*. Les familles atteintes du SLF présentent un risque élevé de développer des sarcomes, des leucémies, des tumeurs cérébrales, des cancers du sein et des corticosurrénalomes.

syndrome de Lynch
Syndrome de cancer héréditaire qui augmente le risque de développer un cancer colorectal, un cancer de l'endomètre, un cancer de l'ovaire et d'autres types de cancer.

syndrome de Peutz-Jeghers (SPJ)
Syndrome de cancer héréditaire caractérisé par la formation de nombreux polypes dans la muqueuse du tractus gastro-intestinal et l'apparition de taches sombres sur la peau. Les personnes atteintes du SPJ présentent un risque élevé de développer des cancers du tractus gastro-intestinal, du sein, du pancréas, des ovaires, du poumon et du col de l'utérus. Le SPJ est généralement causé par des variants du gène *STK11*.

tests génétiques
Analyses du sang, de la salive ou d'autres échantillons à la recherche de variants germinaux (héréditaires) responsables du cancer.

traitement hormonal de la ménopause (THM)
Utilisation d'hormones pour atténuer les effets indésirables de la ménopause. Cette approche était autrefois appelée traitement hormonal substitutif (THS).

trompe de Fallope
Tube fin par lequel l'ovule passe de l'ovaire à l'utérus.

variant
Différence dans un gène qui peut être bénéfique, néfaste ou n'avoir aucun effet (connu) sur votre santé. Les variants dont vous êtes porteur/porteuse à la naissance sont appelés variants germinaux.

variant fondateur
Variant pathogène qui apparaît fréquemment chez des groupes distincts de personnes dont les ancêtres communs étaient porteurs de ce variant.

variant germinal
Différence génétique transmise par un parent à son ou ses enfants biologiques.

variant pathogène / probablement pathogène (P/PP)
Variant (différence) dans un gène qui signifie que vous présentez un risque accru de développer un ou plusieurs cancers.

Contributeurs du NCCN

Ce guide à destination des patients est basé sur les NCCN Clinical Practice Guidelines in Oncology (NCCN Guidelines®) consacrées à l'évaluation des risques génétiques/familiaux élevés : cancer du sein, de l'ovaire, du pancréas et de la prostate, version 2.2025 – 7 novembre 2024. Il a été adapté, révisé et publié avec l'aide des personnes suivantes :

Dorothy A. Shead, MS
Senior Director
Patient Information Operations

Erin Vidic, MA
Senior Medical Writer, Patient Information

Susan Kidney
Senior Graphic Design Specialist

Les NCCN Guidelines® pour l'évaluation des risques génétiques/familiaux élevés : cancer du sein, de l'ovaire, du pancréas et de la prostate, version 2.2025, ont été élaborées par les membres du groupe d'experts du NCCN suivants :

*Mary B. Daly, MD, PhD/Chair
Fox Chase Cancer Center

*Tuya Pal, MD/Vice-Chair
Vanderbilt-Ingram Cancer Center

Zahraa AlHilli, MD
Case Comprehensive Cancer Center/ University Hospitals Seidman Cancer Center and Cleveland Clinic Taussig Cancer Institute

Banu Arun, MD
The University of Texas MD Anderson Cancer Center

Saundra S. Buys, MD
Huntsman Cancer Institute at the University of Utah

Heather H. Cheng, MD, PhD
Fred Hutchinson Cancer Center

*Jane Churpek, MD, MS
University of Wisconsin Carbone Cancer Center

*Sarah Colonna, MD, MSCI
Huntsman Cancer Institute at the University of Utah

Susan M. Domchek, MD
Abramson Cancer Center at the University of Pennsylvania

*Susan Friedman, DVM
FORCE: Facing Our Risk of Cancer Empowered

Veda N. Giri, MD
Yale Cancer Center/Smilow Cancer Hospital

*Michael Goggins, MD
Johns Hopkins Kimmel Cancer Center

Andrea Hagemann, MD, MSCI
Siteman Cancer Center at Barnes-Jewish Hospital and Washington University School of Medicine

*Ashley Hendrix, MD, MBA
The University of Tennessee Health Science Center

Dezheng Huo, PhD
The UChicago Medicine Comprehensive Cancer Center

Mollie L. Hutton, MS, CGC
Roswell Park Comprehensive Cancer Center

Beth Y. Karlan, MD
UCLA Jonsson Comprehensive Cancer Center

Nawal Kassem, MD, MS
Indiana University Melvin and Bren Simon Comprehensive Cancer Center

Seema Khan, MD
Robert H. Lurie Comprehensive Cancer Center of Northwestern University

Katia Khoury, MD
O'Neal Comprehensive Cancer Center at UAB

*Allison W. Kurian, MD, MSc
Stanford Cancer Institute

Christine Laronga, MD
Moffitt Cancer Center

Julie S. Mak, MS, MSc, CGC
UCSF Helen Diller Family Comprehensive Cancer Center

John Mansour, MD
UT Southwestern Simmons Comprehensive Cancer Center

Kara N. Maxwell, MD, PhD
Abramson Cancer Center at the University of Pennsylvania

Kevin McDonnell, MD, PhD
City of Hope National Medical Center

Carolyn S. Menendez, MD
Duke Cancer Institute

Sofia D. Merajver, MD, PhD
University of Michigan Rogel Cancer Center

Barbara S. Norquist, MD
Fred Hutchinson Cancer Center

Kenneth Offit, MD, MPH
Memorial Sloan Kettering Cancer Center

Dominique Rash, MD
UC San Diego Moores Cancer Center

Gwen Reiser, MS, CGC
Fred & Pamela Buffett Cancer Center

*Leigha Senter-Jamieson, MS, CGC
The Ohio State University Comprehensive Cancer Center – James Cancer Hospital and Solove Research Institute

Kristen Mahoney Shannon, MS, CGC
Mass General Cancer Center

Kala Visvanathan, MD, MHS
Johns Hopkins Kimmel Cancer Center

Jeanna Welborn, MD
UC Davis Comprehensive Cancer Center

*Myra J. Wick, MD, PhD
Mayo Clinic Comprehensive Cancer Center

Marie Wood, MD
University of Colorado Cancer Center

Matthew B. Yurgelun, MD
Dana-Farber/Brigham and Women's Cancer Center

NCCN

Susan Darlow, PhD
Senior Manager, Guidelines Information Standardization

Zeenat Diwan, MS, PhD
Associate Scientist/Medical Writer

Mary Dwyer, MS
Senior Director, Guidelines Operations

* A révisé ce guide à destination des patients. Pour les déclarations d'intérêt, rendez-vous sur NCCN.org/disclosures.

Centres de lutte contre le cancer du NCCN

Abramson Cancer Center
at the University of Pennsylvania
Philadelphie, Pennsylvanie
+1 800.789.7366 • pennmedicine.org/cancer

Case Comprehensive Cancer Center/
University Hospitals Seidman Cancer Center and
Cleveland Clinic Taussig Cancer Institute
Cleveland, Ohio
UH Seidman Cancer Center
+1 800.641.2422 • uhhospitals.org/services/cancer-services
CC Taussig Cancer Institute
+1 866.223.8100 • my.clevelandclinic.org/departments/cancer
Case CCC
+1 216.844.8797 • case.edu/cancer

City of Hope National Medical Center
Duarte, Californie
+1 800.826.4673 • cityofhope.org

Dana-Farber/Brigham and Women's Cancer Center |
Mass General Cancer Center
Boston, Massachusetts
+1 877.442.3324 • youhaveus.org
+1 617.726.5130 - massgeneral.org/cancer-center

Duke Cancer Institute
Durham, Caroline du Nord
+1 888.275.3853 • dukecancerinstitute.org

Fox Chase Cancer Center
Philadelphie, Pennsylvanie
+1 888.369.2427 • foxchase.org

Fred & Pamela Buffett Cancer Center
Omaha, Nebraska
+1 402.559.5600 • unmc.edu/cancercenter

Fred Hutchinson Cancer Center
Seattle, Washington
+1 206.667.5000 • fredhutch.org

Huntsman Cancer Institute at the University of Utah
Salt Lake City, Utah
+1 800.824.2073 • healthcare.utah.edu/huntsmancancerinstitute

Indiana University Melvin and Bren Simon
Comprehensive Cancer Center
Indianapolis, Indiana
+1 888.600.4822 • www.cancer.iu.edu

Johns Hopkins Kimmel Cancer Center
Baltimore, Maryland
+1 410.955.8964
www.hopkinskimmelcancercenter.org

Mayo Clinic Comprehensive Cancer Center
Phoenix/Scottsdale, Arizona
Jacksonville, Floride
Rochester, Minnesota
+1 480.301.8000 • Arizona
+1 904.953.0853 • Floride
+1 507.538.3270 • Minnesota
mayoclinic.org/cancercenter

Memorial Sloan Kettering Cancer Center
New York, New York
+1 800.525.2225 • mskcc.org

Moffitt Cancer Center
Tampa, Floride
+1 888.663.3488 • moffitt.org

O'Neal Comprehensive Cancer Center at UAB
Birmingham, Alabama
+1 800.822.0933 • uab.edu/onealcancercenter

Robert H. Lurie Comprehensive Cancer
Center of Northwestern University
Chicago, Illinois
+1 866.587.4322 • cancer.northwestern.edu

Roswell Park Comprehensive Cancer Center
Buffalo, New York
+1 877.275.7724 • roswellpark.org

Siteman Cancer Center at Barnes-Jewish Hospital
and Washington University School of Medicine
St. Louis, Missouri
+1 800.600.3606 • siteman.wustl.edu

St. Jude Children's Research Hospital/
The University of Tennessee Health Science Center
Memphis, Tennessee
+1 866.278.5833 • stjude.org
+1 901.448.5500 • uthsc.edu

Stanford Cancer Institute
Stanford, Californie
+1 877.668.7535 • cancer.stanford.edu

The Ohio State University Comprehensive Cancer Center
-
James Cancer Hospital and Solove Research Institute
Columbus, Ohio
+1 800.293.5066 • cancer.osu.edu

The UChicago Medicine Comprehensive Cancer Center
Chicago, Illinois
+1 773.702.1000 - uchicagomedicine.org/cancer

The University of Texas MD Anderson Cancer Center
Houston, Texas
+1 844.269.5922 • mdanderson.org

UC Davis Comprehensive Cancer Center
Sacramento, Californie
+1 916.734.5959 • +1 800.770.9261
health.ucdavis.edu/cancer

UC San Diego Moores Cancer Center
La Jolla, Californie
+1 858.822.6100 • cancer.ucsd.edu

UCLA Jonsson Comprehensive Cancer Center
Los Angeles, Californie
+1 310.825.5268 • uclahealth.org/cancer

UCSF Helen Diller Family
Comprehensive Cancer Center
San Francisco, Californie
+1 800.689.8273 • cancer.ucsf.edu

University of Colorado Cancer Center
Aurora, Colorado
+1 720.848.0300 • coloradocancercenter.org

University of Michigan Rogel Cancer Center
Ann Arbor, Michigan
+1 800.865.1125 • rogelcancercenter.org

University of Wisconsin Carbone Cancer Center
Madison, Wisconsin
+1 608.265.1700 • uwhealth.org/cancer

UT Southwestern Simmons
Comprehensive Cancer Center
Dallas, Texas
+1 214.648.3111 • utsouthwestern.edu/simmons

Vanderbilt-Ingram Cancer Center
Nashville, Tennessee
+1 877.936.8422 • vicc.org

Yale Cancer Center/Smilow Cancer Hospital
New Haven, Connecticut
+1 855.4.SMILOW • yalecancercenter.org

partagez votre expérience.

Répondez à notre enquête et contribuez à améliorer les NCCN Guidelines for Patients pour tout le monde !

NCCN.org/patients/comments

Notes

Index

Made in the USA
Monee, IL
05 November 2026

67382561R00033